周培郁
中医肝病治疗经验集

主　审　周培郁

主　编　刘旭东

副主编　唐友明　张红星　陈　黎
　　　　李益忠　赵晓芳

编　委　唐艳芳　林　海　刘　容　刘　丽
　　　　黎宝珍　王凯萌　温映华　刘　璇
　　　　时彩红　李桂凤　庞华珍

人民卫生出版社

·北京·

图书在版编目（CIP）数据

周培郁中医肝病治疗经验集 / 刘旭东主编. —北京：人民卫生出版社，2022.11

ISBN 978-7-117-33456-3

Ⅰ.①周… Ⅱ.①刘… Ⅲ.①肝病（中医）- 中医临床 - 经验 - 中国 - 现代 Ⅳ.①R256.4

中国版本图书馆 CIP 数据核字（2022）第 151258 号

| 人卫智网 | www.ipmph.com | 医学教育、学术、考试、健康，购书智慧智能综合服务平台 |
| 人卫官网 | www.pmph.com | 人卫官方资讯发布平台 |

周培郁中医肝病治疗经验集
Zhou Peiyu Zhongyi Ganbing Zhiliao Jingyan Ji

主　　编：刘旭东
出版发行：人民卫生出版社（中继线 010-59780011）
地　　址：北京市朝阳区潘家园南里 19 号
邮　　编：100021
E - mail：pmph @ pmph.com
购书热线：010-59787592　010-59787584　010-65264830
印　　刷：北京汇林印务有限公司
经　　销：新华书店
开　　本：710×1000　1/16　印张：8　插页：2
字　　数：127 千字
版　　次：2022 年 11 月第 1 版
印　　次：2022 年 11 月第 1 次印刷
标准书号：ISBN 978-7-117-33456-3
定　　价：69.00 元
打击盗版举报电话：010-59787491　E-mail：WQ @ pmph.com
质量问题联系电话：010-59787234　E-mail：zhiliang @ pmph.com
数字融合服务电话：4001118166　E-mail：zengzhi @ pmph.com

周培郁简介

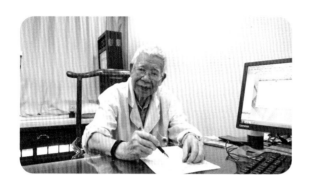

周培郁，男，1940 年 11 月生，广西扶绥人，中共党员，教授、主任医师、硕士研究生导师，第三批全国老中医药专家学术经验继承工作指导老师，首批桂派中医大师。从事中西医结合医疗、教学和科研工作，在长期的临床实践中摸索出了具有广西特色的方法和经验，尤擅治疗肝病及儿科疾病。倡导"万事以德为重，百业以术为先"，在学术上开拓创新，提出"中医辨证与西医辨病相结合、慢性乙型肝炎治疗需扶正"等理念，曾参加国家"七五"科技攻关项目"复方三姐妹防治乙型病毒性肝炎临床及动物实验研究"课题，获广西壮族自治区卫生厅科技进步奖。发表论文 20 多篇，其中 8 篇获广西壮族自治区科学技术协会、卫生厅优秀论文奖。多次受邀参加国际学术交流会议。

刘旭东简介

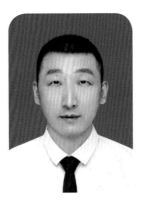

刘旭东，山西兴县人，医学博士，主任医师、教授、博士研究生导师，广西岐黄学者。现任广西中医药大学附属瑞康医院国家临床重点专科肝病科主任，广西中医肝胆病重点学科学科带头人，全国名老中医周培郁教授工作室负责人。

主要社会兼职：中华中医药学会肝胆病分会常务委员，中国民族医药学会肝病分会常务理事，中国中西医结合学会肝病专业委员会青年委员，中国中西医结合学会消化系统疾病专业委员会肝病专家委员会委员，广西中西医结合学会重症肝病及人工肝治疗分会主任委员，广西医师协会肝病医师分会副主任委员。国家自然科学基金评审专家，《世界华人消化杂志》编委，《临床肝胆病杂志》特约审稿专家。

主持国家自然科学基金课题 2 项，主持省部级课题 4 项、厅级课题 3 项，获得省部级科学技术奖二等奖 2 项、三等奖 1 项，广西医药卫生适宜技术推广奖二等奖 3 项、三等奖 1 项，发表论文 30 余篇，其中 SCI 论文 7 篇。

从事中医、中西医结合肝病临床及科研工作近 20 年。长期跟诊周培郁教授，在治疗中医肝病及现代医学乙型肝炎、丙型肝炎、肝纤维化、肝硬化、肝癌、脂肪肝等方面全面继承了周培郁教授的宝贵经验，擅长肝胆疾病及消化系统杂病的治疗。

目　录

周培郁
对中医肝及肝病的认识

一、中医肝的生理作用

中医学认为，肝，为脏，属足厥阴经。足厥阴经脉循行分布最广，上至颠顶，下至足底，与胆、胃相连，与冲、任、督诸经脉相通，系目、喉、舌、唇、胁、少腹、前阴、睾丸等部位；居于季胁，排列六经之末，位处水火之间，肝在五行属木应春气而主生、升。肝在人的生命运动中，不是一个简单的解剖学概念，而是具有升发、疏泄、运动、藏魂等特点的一个多能脏器。周培郁老师认为，功能是物质存在的方式，物质是产生功能的基础。肝的物质与功能的关系反映肝体与肝用的辩证统一。肝之血、阴，谓之肝体，是资助肝用的物质基础；肝之气、阳，谓之肝用，是对肝阴产生作用的必要条件，故对于肝的生理特点，古人称之为"体阴而用阳"，然阴阳两方必须保持对立的统一平衡，才能使肝气条畅而不病。

肝属五脏之一，其功能的发挥要在他脏的协同作用下才能得以实现。《临证指南医案》华岫云有按云："肝为风木之脏……体阴用阳，其性刚，主动主升，全赖肾水以涵之，血液以濡之，肺金清肃下降之令以平之，中宫敦阜之土气以培之，则刚劲之质得为柔和之体，遂其条达畅茂之性。"因此，周老认为，我们不能离开其他脏腑孤立地去看待肝的生理作用，也就是说，必须从脏象学说的整体观念和对立统一规律中去看待肝在生命运动中的作用。

周老认为，所谓肝病，是对于由某种原因导致肝及其经脉生理功能失常而引起的一系列病证的总称。中医肝病的主要病证，包括痉病、历节、奔豚、腹满、寒疝、肝着、肝水、悬饮、黄疸、转筋、阴狐疝、梅核气、肝痹、虚劳不寐、热入血室、腹痛、厥阴病等。中医对肝病的诊断，是以脏象学说为依据的，不能把肝病孤立起来，应当和它所联系的各个脏腑加以有机的联系。

二、中医肝病的病因病机

病因学说认为，病因可分为内因、外因和不内外因，这种病因的分类法也适用于肝病的病因分类。周老认为，尽管各种致病因素的性质不同，所表现的病证特点也因之而异，然皆有一定的规律可循。中医肝病的病因，牵涉面广，病变也较复杂，主要有六淫疫毒、情志失调、脏腑虚损、饮食不节等，在辨证论治中需仔细询问了解。

（一）六淫疫毒

周老认为，尽管肝为刚脏，体阴而用阳，不易感受外邪，但如果外感邪气，如风、寒、湿等侵袭肌表，日久循经入脏，也会在一定程度上导致肝脏本身的阴阳失衡，最终损伤肝脏的生理功能。若素体营卫空虚，风邪乘之而入，灼津化火生风，继而引动肝风，内外相合而出现震颤、抽搐、掉眩、角弓反张等症；若寒邪伤人，凝滞经脉，客于肝经，则见腹痛、胁痛、筋挛等症；若湿邪侵入机体，留滞脏腑经络，阻遏气机运行，导致肝气不舒，久则气病及血，最终出现瘀血阻肝之症。另外，疫疠邪气有别于外感六淫，具有传染性强、发病迅速、致死率高的特点，这与现代医学肝炎病毒具有传染性、特异性、流行性的致病特点基本一致。张仲景所论述的黄疸病已被后世医家列入具有传染性质的"伤寒"范畴，证明前人对病毒性肝炎的传染性早就有了深刻的认识。

（二）情志失调

肝在五行属木，喜条达恶抑郁，为情志病多发脏腑之一。若人身心舒畅，心态平和，情志活动适度，则肝脏功能正常，气机升发疏泄有常，循于周身畅通无阻，血亦正常运行，气与血和，则身体健壮，外邪无入侵之门；反之，情志不畅，扰乱脏腑气机，则伤及肝脏。心情亢奋有余，肝气升发过度，上冲于头目，表现为有余的肝火上炎、气血逆乱之症；精神抑郁不舒，忧思气结于内，肝气疏泄不及，气机运行受阻，出现情绪低落、善太息等气滞之症；精神惊吓过度，或心情悲伤不已，易阻碍气机运行，使肝主疏泄功能失常，最终出现狂妄、迷乱、言语失常等肝不藏魂之症。周老认为，情志失调是肝病证候的重要内容，在疾病发生发展过程中具有重要作用，临床应当重视在肝病发展中的精神情志状况。

（三）脏腑虚损

周老认为，"肝主疏泄"与"肝司藏血"关系失衡是肝病发生的最主要病机，气机逆乱，阴血耗损，互相为病。正如秦伯未所述，"肝脏本身的寒热虚实，是肝病最常见、最重要的病因病机"。五脏既各司其职，又密不可分。若心血亏虚，一则血海亏虚，肝血不充；二则气与血运行失畅，易致瘀血阻络。若脾失健运，一则气血生化之源匮乏，肝木失去濡养；二则血统无权，瘀血吐衄；三则气滞中焦，阻遏肝气。脾为生痰之源，脾虚则生痰湿，湿蕴日久化热，湿与热搏，熏蒸肝胆，则生黄疸；痰凝与气滞相互交阻于咽喉，则见"咽中如有炙脔"之梅核气；痰瘀聚于胁肋部，即成"癥瘕"之势。若肺气失宣，制约无权，肝气升发太过，见"金不制木"之胸痛、头痛等症；肾为肝之母，肾水不足，木失水润，则肝阳上亢，见"水不涵木"之眩晕、中风等症。若肾阳虚衰，寒从内生，滞于肝经，见腹胀疼痛、阴寒疝气等症；气从精化，肾精不足，气化无源，气虚则血运无力，津液不化，聚而生痰，阻络扰经，引发肝病。因此，周老认为，脏腑虚损在肝病的发病过程中不容忽视，另外，五脏互相影响，特别是心、脾、肾与肝病的发生关系最为密切，临床诊疗也应关注相关脏腑的相互影响。

（四）饮食不节

《内经》明确提出"饮食自倍，肠胃乃伤"的观点。饮食过量易影响脾胃功能，使水谷精微不能正常转化输布，继而形成痰浊，聚结于肝则发病。另外，嗜酒者多肝病，长期大量饮酒的人体内湿气较重，不断影响肝与脾的正常功能，湿蕴日久易化生酒毒，这与现代医学所说的"酒精性肝病"基本一致，因此，周老强调，肝病之人，戒酒是必须的，即使药酒也需尽量避免。

三、周培郁对中医肝脏相关疾病的认识

（一）痉病

痉病是指由筋脉失养引起的以项背强急、四肢抽搐，甚至角弓反张为主要特征的疾病。"痉"作为病名最早见于《五十二病方》，其理论初步形成于《黄帝内经》，辨证论治始于《金匮要略》，病因病机和针灸治疗等方面理论在汉代后不断丰富，到明清时期日臻完善，以吴鞠通为代表的温病学派将痉病研究推向高峰，形成了完善的辨证论治体系。"痉"作为病名沿用至今，曾散在于"痉""瘛疭""惊风""破伤风""抽搐""口噤""子冒"等论述中，近现代又提出"疫痉"一词，使得痉病之病名含义日趋丰富。《金匮要略·痉湿暍病脉证治》曰："病者身热足寒，颈项强急，恶寒，时头热，面赤目赤，独头动摇，卒口噤，背反张者，痉病也。"痉病的病位在筋脉，由外感风寒、津液不足、筋脉失养等因素所引起，以项背强急、角弓反张、口噤、脉弦紧等症为特征。周老认为，痉病可由多种因素导致，病因病机复杂，外邪侵袭，阴血亏虚，痰瘀阻络，或他病误治，伤津脱液，均是导致本病发生的重要因素，然筋脉失养是其基本病机，正如朱丹溪所说，"津血有亏无以滋荣经脉"是主要病机。根据《内经》"风气通于肝""肝主筋"等相关论述，可认为痉病与肝关系密切。肝在体为筋，肝血充足，筋脉得养，则肢体运动灵活有力；若肝血亏虚，筋脉失养，则筋脉拘挛强直而发病。具体病因病机如下。

1. **外邪侵袭，邪客经脉**　最早认识痉病即是外邪致痉，与风寒湿关系最为密切。《五十二病方》中就提出："痉者，伤，风入伤，身信（伸）而不能诎（屈）。"指出外伤之后外邪侵袭人体而发痉病，《黄帝内经》在此基础上进行了继承和发展，提出"诸痉项强，皆属于湿"及"诸暴强直，皆属于风"，认为风、寒、湿等外邪与痉病发生有着密切关系，奠定了外邪致痉的理论基础。《金匮要略》正式提出外邪致痉理论，沿用至今，如"太阳病，其证备，身体强，几几然，脉反沉迟，此为痉"。后隋代巢元方在《诸病源候论》中强调"风邪伤于太阳经，复遇寒湿"的病因。在外邪病因认识上，唐代孙思邈在《备急千金要方》中提出，痉病不仅与风寒湿有关，还与热邪有很大关系，此为明清"热盛发痉"之渊源所在。外邪致痉之理论影响十分深远，直到清代仍有医家认同"中风无外邪，痉病无内邪"的观点。清代吴鞠通提出"要知痉者筋病也，知痉之为筋病，思过半矣"，认识到筋之拘挛为本病之根本表现，无此痉病便不会发生，痉病病位也进一步清晰。

2. **误汗误下，亡津致痉**　《金匮要略·痉湿暍病脉证治》对于太阳病发汗太过、风病误下、疮家发汗，连续三条阐述了误汗误下导致津液亡失、筋脉失养而致痉的病因。如"太阳病，发汗太多，因致痉""夫风病下之则痉，复发汗，必拘急""疮家虽身疼痛，不可发汗，汗出则痉"。可见仲景对于他病误治十分重视，其对伤亡津液而致痉的理论，是对《黄帝内经》的继承和发挥。《景岳全书·痉证》之中："观仲景曰：太阳病，发汗太多，因致痉。风病，下之则成痉。疮家不可发汗，汗之亦成痉。只此数言，可见病痉者，多由误治之坏证，其虚其实可了然矣。"罗美继承了前人观点，提出"或外感六淫，或发汗过多，或疮家误汗，或风病误下，或灸后火炽，或阴血素亏，或阳气素弱，各有不同，故痉病之坏，不出亡阴、亡阳两途"，指出由于误治发生阴阳虚损而导致痉病发生。尤在泾《金匮要略心典》曰"此原痉病之由，有此三者之异，其为脱液伤津则一也"，指出津液亡失、筋脉失养为失治误治致痉的总病机。

3. **气血内虚，邪中致痉**　此病因虽然与外邪致痉有一定联系，但是由于素体虚弱，临床上发病更为危急，一般预后不良，救治上亦有特点。如《金匮要略·妇人产后病脉证治》首次提出"新产血虚，汗出中风"的病因理论，"新产妇人有三病，一者病痉……新产血虚，多汗出，喜中风，故令病痉"，极大地启发了后世医家。宋代陈无择提出"血气内虚，外为风寒湿热之所中"的致痉理论，对痉病之病因病机认识更为丰富。明代虞抟在《医学正传·痉病》一书中记载痉病发病之病机关键为"外有诸虚之候，表虚不任风寒""或产后，或金疮，或跌仆扑伤，痈疽溃脓之后，一切去血过多之证"，认识到阴血亏虚是发病的主要因素。《医宗金鉴》对于《金匮要略》痉病之论述作出了补充和评注，认为"凡病出汗过多，新产、金疮破伤出血过多"而变生痉病，提出本虚标实是病机之根本。

4. **热盛伤津，筋脉失养**　《灵枢·热病》的"热而痉者死"，就已经提出热盛伤津，经脉失养发生痉病之不良预后。《金匮要略·痉湿暍病脉证治》指出，"痉为病，胸满口噤，卧不着席，脚挛急，必齘齿，可与大承气汤"。此以急下存阴之法，治疗阳明热痉。外感热邪不解，邪热内传阳明，阳明热盛,消灼津液,筋脉失于濡养,引发痉病。这种"热盛致痉"的理论对后世温病学派有很大启发。《临证指南医案》指出"热盛伤津,肝风内动"的观点,"五液劫尽,阳气与内风鸱张,遂变为痉""津液受劫,肝风内鼓,是发痉之原"。

5. 久病失养,痰瘀阻络　《丹溪心法·痉》提出痉病的病因是"气虚有火,兼痰",病机为痰火塞窜经隧,津血不荣,其治疗采用补气化痰之法。明代张景岳对于急惊风治疗,强调祛痰退火。清代王清任在朱丹溪的"气虚致痉"基础上总结提炼出"气虚血瘀致痉"的理论,对于临床治疗痉病有一定意义。

(二)历节

"历节"一词最早见于《神农本草经》,有疼痛遍历关节之意,作为病名首见于《金匮要略·中风历节病脉证并治》中,"病历节,不可屈伸,疼痛"。"诸肢节疼痛,身体魁羸,脚肿如脱",除了关节的剧烈疼痛外,历节还存在身体消瘦、关节肿大的临床表现。晋唐时期,人们对历节有了更深入的认识,晋·葛洪《肘后备急方·治中风诸急方第十九》载:"若关节疼痛,蒲黄八两,附子一两,炮……若骨节疼烦,不得屈伸,近之则痛,短气得汗出,或欲肿者,附子二两,桂四两,术三两,甘草二两。"虽然作者并未直接指出"历节"这一病证,但从风邪病因和骨节痛不得屈伸、短气得汗出等症状来看,文中所治应是《金匮要略》之历节病,并将其归为风病。《诸病源候论·历节风候》云:"历节风之状,短气,自汗出,历节疼痛不可忍,屈伸不得是也。由饮酒腠理开,汗出当风所致也。亦有血气虚,受风邪而得之者。风历关节,与血气相搏交攻,故疼痛。血气虚,则汗也。风冷搏于筋,则不可屈伸,为历节风也。"也指出历节病发于血分,其内因为血气虚,外因以感受风邪为主。《圣济总录》云:"历节风者,由血气虚弱,为风寒所侵,血气凝涩,不得流通关节,诸筋无以滋养,正邪相搏,所历之节,悉皆疼痛。"上面的论述已经明确指出了历节病的病位在血分,其说继承了仲景的思想,认为历节病因病机为本虚标实,其发病的内在因素为肝肾精血不足,外因为风邪。《金匮要略·中风历节病脉证并治》曰:"寸口脉沉而弱,沉即主骨,弱即主筋,沉即为肾,弱即为肝。汗出入水中,如水伤心,历节黄汗出,故曰历节。"寸口的脉象既沉且弱,沉脉代表骨病,五脏之中肾主骨,故沉脉表示肾气亏虚之象;弱脉代表筋病,五脏之中肝主筋,故弱脉表示肝血不足之象;肝肾同源,精血互生,藏泄互用,若寸口脉沉而弱,则说明肝肾俱虚。汗出腠理开时,肌表疏松,若此时入水中,则水湿乘虚入侵,郁而生热,成为湿热,伤及血脉,浸淫筋骨,流入关节,阻碍气血运行,最终出现全身疼痛、痛处肿大和溢出黄汗等症。因此,肝肾不足是历节病发生的内在条件,为病之本;水湿内侵是历节发生的外在条件,为病之标。该病虽流注筋骨,实与所合之脏关系密切。临证施治时,宜内治肝肾之本,外散寒湿之邪,此所谓标本缓急之法,然其治疗均不离肝与肾。

1. 感受外邪　在《金匮要略·中风历节病脉证并治》中有:"少阴脉浮而弱,弱则血不足,浮则为风,风血相搏,即疼痛如掣。"少阴脉弱为肾阴血不足,此为历节病发生的内在因素,血气虚弱,即易感受外邪。外因方面,文中除风邪外,并没有言及他邪,风邪入血分与血相搏结是其病的特点及疼痛如掣的缘由。"盛人脉涩小,短气,自汗出,历节疼,不可屈伸,此皆饮酒汗出当风所致。"盛人即身体强壮之人,脉涩小为精血不足于内,长期饮酒亦耗伤精血,因精血不足于内,又有气虚,卫外不足,腠理开泄,感受风邪发为历节病。

2. 肝肾不足　这是历节的另一种发病情况,依然强调风伤血的病因病机。"趺阳脉浮而滑,滑则谷气实,浮则汗自出。"仲景将肝肾精血不足于内、气虚视为历节病的重要内因,同时又提出胃有蕴热,复感风湿之邪的历节病因。原文中以趺阳脉专候脾胃,脉滑则谷气实,表示胃热盛;脉浮为风象,风性疏泄,内热盛而腠理开泄,故汗出当风,或汗出入水中,则气分有郁热,又感受外邪,入里化热,两热相得,复入血分,即是"汗出入水中,如水伤心"之意。《金匮要略》中对历节病的病因病机的论述,总结起来即为肝肾精血不足,又受风邪,风血相搏,或气分郁热,与外邪相加,化热伤血,发病即在血分,但外邪仍强调风邪的病因,这与风伤血的性质有关,而寒湿伤人多病在气分,故多痹证,这也是《金匮要略》把历节病与痹证区分开来的可能原因。

(三)奔豚(神经症)

奔豚病发作时患者自觉气从少腹起、上冲至胸或咽喉,此时患者极度痛苦,随着上冲之气返回于下,其痛苦消失,逐渐恢复如常人。古人认为这种病证可由肝郁化热引发,并对此做了详细论述。《金匮要略·奔豚气病脉证治》曰:"奔豚病,从少腹起,上冲咽喉,发作欲死,复还止,皆从惊恐得之。"仲景在原文中明确提出奔豚病乃由"惊恐"所引起,并提出相应的治疗用药,如"奔豚气上冲胸,腹痛,往来寒热,奔豚汤主之"。

1. **阳虚寒侵**　《灵枢经·邪气藏府病形》曰:"肾脉……微急为沉厥奔豚,足不收,不得前后。"经中所言奔豚病的肾脉表现是微急,而经中又言"诸急者多寒",说明脉现急促多为寒邪所致,寒为阴邪易侵袭下焦,足少阴肾之脉,从足小指之下,斜向足心至涌泉穴,出然谷穴,沿着内踝后缘,进入足跟中,向上沿小腿内后缘,经腘窝沿股内侧后缘上行至长强穴进入脊椎,归于肾络于膀胱。寒主收引凝滞,寒邪在经络则下肢屈伸不利,寒邪入肾与膀胱,则二便不通。《黄帝内经太素》注:"微急者,肾冷发沉厥之病,足脚沉重逆冷不收。"指出寒邪为奔豚的病因,其病机为肾阳不足,阳衰则不能温煦机体,肾阳虚则正气虚,卫外功能减弱,寒邪乘虚而入,循肾脉上行发为奔豚,阴寒之邪停滞于双下肢,则足腿沉重不收。

2. **情志刺激**　张仲景的《金匮要略》提出奔豚的病因。"病奔豚,有吐脓,有惊怖,有火邪,此四部病,皆从惊发得之""奔豚病,从少腹起,上冲咽喉,发作欲死,复还止,皆从惊恐得之",其病因即是惊、恐情志刺激。《肘后备急方》继承《金匮要略》的学术观点,认为奔豚病是从"卒惊怖忧迫"得之。

3. **气运失常**　《诸病源候论》详细阐释奔豚的病因病机。肾藏志,心藏神,惊恐则心肾损伤,扰动神志,体内之气,随之运行失常。忧则气郁,思则气结,损伤脾胃,脾胃为中焦之枢纽,其功能化生气血并上输下传,枢纽失常,则气机逆乱,可出现心下闷乱、气满、手足寒、气短、欲吐等症状。张从正的《儒门事亲》提出奔豚"皆抑郁不伸而受其邪也"。周老也认为,奔豚可由情志抑郁不舒、气郁不畅而得,发病主要与肝有关。

(四)腹满

1. **土虚木贼**　《伤寒说意》言:"腹中有肝胆之邪,肝邪克脾,则腹中或疼或胀,胆邪克胃,则欲作呕吐。"脾弱肝旺,土虚木贼,肝气横逆克脾,肝、脾二脏受病,土虚木乘,脾虚失运,水谷精微不可正常输布,清浊之气不可循经以分,当升者不升,应降者不降,气机不畅,壅滞为胀。此时宜顺肝之逆,疏肝理气,补脾之虚,益气健脾。肝木得泄,脾土得补,气血得顺,腹胀得止。然因个体差异,有肝郁重者,有脾虚重者,应四诊合参,详问病史,辨孰轻孰重,分轻重治之。

2. 津亏气虚　脾胃为气机升降之枢,胃喜润而恶燥,胃津液亏耗,气虚不布,因可成胀;脾喜燥而恶湿,脾弱失司,气虚不运,亦可为胀。从气机看,二者一主升、一主降,升降相因共同维持气机升降平衡。

3. 湿热内阻　《张氏医通》言:"腹胀诸证,虽属寒者多,属热者少,然世治胀,喜用辛温散气之药,即使湿热作胀,亦必赖辛温之品以散气,气散则胀满亦宽。但须以去湿热之药为主,而兼辛温为引导则可。"医者喜欢用辛香通络理气药治疗胀满,但湿热为胀应另辟蹊径,湿热内蕴须以苦寒祛湿热之药为主,辛温理气之药为辅,君臣佐使,主次分明,不可倒置。湿热为患,火盛阴虚,热乘血分,其腹虽胀而不甚大,按之益坚,小便黄赤,大便秘涩,至夜则微热,此时不可误作食积湿热之证而采用消导化湿之法,若消导则阴愈伤,化湿则津愈涸矣,宜用味苦性寒之药治之。

4. 气血不和　气虚不能裹血,血散作胀;气虚不能生血,血虚作胀;气虚经络不畅,血滞作胀;血虚不能养气,气虚而胀;血虚气机升降失常,气滞而胀;血虚不能敛气,气散而胀,《脾胃论》云"腹中夯闷,此非腹胀,乃散而不收,可加芍药收之",亦言气散而胀也。腹胀之病看似简单,然病机纷繁复杂,临证应圆机活法,从气血辨证施治。

5. 溺留血阻　《伤寒广要》云:"伤寒少腹满者,何以明之,少腹满即脐下满也,少腹者,下焦所治,溺血结而不利,故少腹满也。"胸满心下满,多因气而致,气属无形即无物也;然腹满者,非止气也,物聚于此亦可致胀;所谓物者,或溺(同尿)或血,邪聚下焦,津液不通,气血不行,留滞于下,是生胀满;然少腹硬满而痛,小便利者,为蓄血之证,小便不利者,为溺涩之证。中医学认为津血同源,津水同源,行水有助于活血,活血有利于行水,二者密切相关,不可截然分开,故治应兼用活血利水之法。

6. 食滞虫积痰饮　饮食过饱,胃满难容,腐化不及,则饮食停于胃;多食脾运不及则水谷滞于肠;胃气虚弱,阳道不行,输运无力,水谷停则生积滞;有形之物停聚则有胀满之感。虫邪寄居肠道,可使肠道梗塞不通,腑气不畅;或因寄宿日久,损伤脾胃,耗气伤血以致气虚血瘀,气虚气机不运,血瘀气机不调,故腹胀益甚。痰饮为有形之邪,可随气流行,停滞于经脉,留滞于脏腑,阻碍气机,妨碍血行;痰饮本为水液代谢失常的产物,但痰饮形成后进一步影响水液代谢可致水液停蓄，气阻、血滞、水蓄三邪合而为胀。

（五）寒疝（阴囊和睾丸或肿或痛）

《金匮要略·腹满寒疝宿食病脉证治》曰："寒疝腹中痛，及胁痛里急者，当归生姜羊肉汤主之。"观寒疝之名，可知其以病因命名，顾名思义，本病是因寒而引起腹中疼痛的病证，以脐周疼痛为主要表现。周老认为，寒疝疼痛发作之时，还可累及两侧胁肋部筋脉拘急疼痛，此与肝关系密切。主要是肝失却了血的濡养和气的温煦，使其主筋的功能异常而发病。肝血不足，肝阳亦虚，筋脉失养，则拘挛疼痛，然其痛势不但表现为多轻缓，而且疼痛时用温物敷贴或适度揉按会自觉舒适，故仲景治用当归生姜羊肉汤养血暖肝，驱散寒邪。

1. **阴寒内结** 《金匮要略·腹满寒疝宿食病脉证治》提出："腹痛，脉弦而紧，弦则卫气不行，即恶寒，紧则不欲食，邪正相搏，即为寒疝。绕脐痛，若发则自汗出，手足厥冷，其脉沉弦者，大乌头煎主之。"本条论述了寒疝的病机与脉证，首先提出寒疝的典型症状为腹痛，结合下文，提出腹痛在发病部位上为绕脐痛，说明寒疝为发作性、急性、阴寒性的腹痛。接着通过脉象论述寒疝腹痛的病机，脉弦而紧，为阴寒内盛的表现，弦脉与紧脉，皆属于阴脉，既属寒，又属实，主寒主痛，弦为卫气不行，在外表现的症状为恶寒，紧为寒盛，表现为不欲食，腹痛而见弦紧之脉，为阴寒偏盛。阳虚而内寒盛，阳气不能达于外，肌表不能温煦而恶寒，故"弦则卫气不行，即恶寒"。若寒外袭，则入内影响脾胃功能，则会"紧则不欲食"。阳虚在里而不能卫外，寒袭于外而入里，寒盛而阳衰，胃阳与卫阳并衰，外寒与内寒俱盛，从而"邪正相搏"，邪正相搏的结果为寒气攻冲，导致寒疝腹痛的发生。寒疝发作时以"绕脐痛"为主要症状，疼痛剧烈，从而使人汗出，阳虚则阳气不能行于外，不达于四末，从而手足厥冷，疼痛剧烈，肢冷汗出为寒气内结、阳气不行的结果，此时的脉象为沉紧，沉为在里，紧则为寒，脉象由弦紧发展为沉紧，病情更为严重，沉寒痼冷，以乌头煎治之，取其破积、散寒、止痛之意。

2. **寒盛血虚** 《金匮要略·腹满寒疝宿食病脉证治》提出："寒疝腹中痛，及胁痛里急者，当归生姜羊肉汤主之。"寒疝的典型症状为腹痛，又如大乌头煎证的绕脐痛、自汗出、手足厥逆，是由阳虚阴寒内盛所致，而本条文论述则偏于内寒血虚，以腹痛与胁痛为主。腹胁痛，且感觉里急，里急即是指感觉拘急，这里指的不仅有寒，还有血虚，寒气内盛，寒性收引，且失去血的濡养、气的温煦，故腹中拘急而痛。胁痛涉及肝，肝藏血，血虚则肝脉失养，血虚而生寒，发为疝痛，所以兼两胁疼痛。由此可见，本条论述的寒疝属虚，病势不似大乌头煎证来势凶猛，这种疝痛为一种虚性的表现，表现出疼痛势缓，因虚生寒，喜温喜按，故病属寒盛血虚，以当归生姜羊肉汤治之。

3. 表里皆寒　《金匮要略·腹满寒疝宿食病脉证治》提出"寒疝腹中痛，逆冷，手足不仁，若身疼痛，灸刺诸药不能治，抵当乌头桂枝汤主之"。腹痛，逆冷，手足不知痛痒，或发为拘急，身疼痛既有寒疝在里，腹中痛，又有外不解，且在表，从而发为身体疼痛。阳气亏虚，不能温煦四肢，以致手足逆冷，寒冷至极而手足不仁，寒邪在表，营卫不和从而身体疼痛，内外皆寒，表里皆病，在这种情况下，里虚寒而发为疝痛，身体疼痛虽与表有关，但与血的凝滞也有较大的关系，因为寒，血不通则痛，一般单纯的解表或温里及针灸等已无法解决，故用乌头桂枝汤治之。本条论述的是寒疝兼表证，疝痛遇外寒，犯寒辄发，本为阳虚寒盛，又有外寒诱发，则立即发作，用乌头煎与桂枝汤合方治之。

（六）肝着（肝炎）

《金匮要略·五脏风寒积聚病脉证并治》曰："肝着，其人常欲蹈其胸上，先未苦时，但欲饮热，旋覆花汤主之。""着"有黏着、附着、留滞之义，"肝着"即用来形容肝经气血着而不行的病理状态。当肝经感受外来风邪侵袭之时，邪在气分使肝主疏泄功能失常，气机运行受阻，郁滞日久，邪从卫分入营血，使气与血交结于胸胁，阻碍经络运行输布。"蹈"其本意为足踏，此处意为推、揉、按、捶。病人应用叩击、按揉、捶打等手法振动胸部，促进气机舒畅，推动血液运行，以缓解胸脘痞闷不舒之症。病起之前或之初邪在气分，得热饮促使气机通畅而病情暂缓，故常欲饮热；久之已到苦时，邪入血分，血瘀气滞，则饮热已无效果。故立通行肝经瘀滞之论，治以温阳行气散结之法。

1. 肝经循行不畅　张仲景的《金匮要略》言辞精湛简约，大部分医家根据肝着命名推测病位在肝,但因肝着的症状大多在胸膈以上,用肝脏本身作为病位来解释有些局限。此外还有其他见解。如《金匮要略浅注补正》云"盖肝主血,肝着,即使血黏着而不散也……今着于胸前膜膈中,故欲人蹈其胸以通之也",认为病位在膜膈。从原文出发,其人欲蹈其胸上,而非胁下,胸者肺之位,而非肝之位,胸中肺气不畅,热饮入胃最先缓解胃之症状,而支持病位在肺胃。然《备急千金要方》云:"风寒客于肝经,不能散精,气血凝留,留着于胸上。"《圣济总录》载:"治风寒客于肝经,膈脘痞塞,胸胁下拘痛,常欲蹈其胸上,名肝著。"都说明肝着病位在足厥阴肝经。周老认为,肝着病位在肝之经脉——足厥阴肝经。其一,仲景条文简约,但极具深意。"肝着"病位虽不在肝脏本身,但与肝有着莫大联系,即为肝之经脉——足厥阴肝经。亦如同样出现在《金匮要略·五脏风寒积聚病脉证并治》中的"肾着"一病,虽病位不在肾脏本身,然属肾之府——腰部肌肉。其二,足厥阴肝经……绕阴器,至小腹,挟胃两旁,属肝,络胆,向上穿过膈肌,分布于胁肋部……出于额;其分支,从肝分出,穿过膈肌,向上注入肺,交于手太阴肺经。有医者据"蹈其胸上"的症状得出"肝着"病位在肺胃之说,忽视了经脉循行路径的广布性和络属关系。足厥阴肝经既布两胁也走胸肺,风寒阻滞经脉,经气不通,故胸闷而不痛甚,喜拍打、热饮。胸闷饮热是作为肝着主症写入条文,而风寒阻滞肝经在临床还可见胁胀、少腹满、囊缩、头顶痛、舌淡苔白、脉微弦或弦涩等肝经循行处的症状。

2. 不拘泥于风寒　结合《金匮要略》中肝着的篇目可知,其病因主要为风寒,且属风寒直中肝脏未达而留滞于肝经:其一,肝着列于五脏风寒积聚篇,此篇讨论的内容是风寒邪气直中脏腑所发生的病证,张仲景将外感风寒由表入里、循经相传的病证归入伤寒,将风寒越表入里、直中脏腑的病证归入杂病。典型的五脏风寒是风寒直中脏腑,如肺中风、肺中寒等;不典型的五脏风寒是风寒直中脏腑而未达,邪气滞留于该脏之经脉或外腑,如肝着、肾着、脾约是也。其二,可根据旋覆花汤的寒热性质及条文所列"欲饮热"来推测。方中旋覆花和葱白性味辛温,用量大,新绛少许为佐,整个方子以温为主,故病因可看为寒。而症状"欲饮热"从另一角度给出了佐证,寒主收引凝滞,客于筋脉则令气血运行受阻,使患者产生憋闷不适的感觉。小饮热水,可助温散寒凝,缓解阻滞。其三,从条文来看,肝着的病因主要为外感风寒,然则,我们在学习时不可完全拘泥于原文,而应着重继承张仲景辨证论治的思想理念。肝着的病机主要为肝经气郁血滞,条文中提及了"但欲饮热",但由此推断病因独为外中风寒恐为不妥。风寒自然是肝着病中导致气血阻滞不通的主要原因,然则还有其他因素,诸如情志内伤,或是痰湿、瘀血等病理有形产物亦可导致气郁血滞。

3. **气血瘀滞**　肝着病机说法多样,有肝乘脾说、肝乘肺说、肝气郁结说、肝脏气血郁滞说、血着膜膈说、阳虚寒凝说、风寒湿合邪着肝说等。条文未提及肝着病机,只言症状及方药,由此可据两者进行反证。"先未苦时,但欲饮热"是指肝经脉络初受风寒之邪,邪凝气分受病,而见胸胁痞结不舒,故欲饮热,使气机通利,阳气宣达,肝经寒凝气滞得缓。久之,已到苦时,病邪深入血分,肝经脉络寒凝气滞血瘀,因肝经布于胁肋而络于胸,而见"常欲蹈其胸上",以助行气活络,再到后者,合以旋覆花汤药,温阳散寒、行气活血,症状得舒。以此可反证肝着病机乃邪阻肝经气血,使气郁血滞不能畅行。周老认为,肝着病机主要为肝经气郁血滞,兼有肺胃气机不畅。依据五行生克乘侮理论,在病理状态下可出现肝侮肺、肝乘脾胃的情况。陈修园在《金匮要略浅注》中论:"胸者,肺之位也。肝病而气注于肺,所以为横也。"《金匮玉函经二注》中述:"肝主疏泄,言其用也。倘郁不舒,势必下乘中土,土必弱而时满,气必结而不开,故喜人按之揉之也。"再者,脾升胃降,是全身气机升降的枢纽,再加上肺的宣发肃降,有助于全身气机的畅通,进而与肝的疏泄调达密切相关。

(七)悬饮(胸腔积液)

《伤寒杂病论》中最早出现"悬饮"之名,因饮停于两胁,有悬吊之意,故而得名,属于广义的痰饮病范畴。《金匮要略》曰"饮后水流在胁下,咳唾引痛,谓之悬饮""脉沉而弦者,悬饮内痛""悬饮者,十枣汤主之",而《伤寒论》中又有"太阳中风,下利呕逆……其人漐漐汗出,发作有时,头痛,心下痞硬满,引胁下痛,干呕短气",对悬饮病的认识更加完整。肝经居于两胁,且肝经支脉向上贯注于肺。若饮邪停于胁下,可循经脉上贯于肺,使肝气不能上升,肺气不能下降,出现因气机逆乱而引起的咳嗽、胁痛等症。因此,悬饮之为病,饮流于胁下,主要累及肝与肺,为胁下水气癖积、肝络不和之证。

1. **外邪**　风、寒、暑、湿、燥、火六淫皆能致人病,然而外感六淫中寒、湿致饮病最为多见,寒、湿可单独致病亦可与风邪为伍。风性轻扬开泄,汗出不畅则津液易蓄而为饮。寒为阴邪性收引凝结,湿性重浊黏腻易阻气机。冒雨涉水或饮冷受凉外受寒湿之气则气血运行滞涩,津液不行聚而为饮。风为百病之长,风寒湿邪常合而至。

2. **司天之气与节气**　五运六气学说认为人体的疾病与当年所主之气的司天在泉有很大关系。如《素问·六元正纪大论》提到"少阳、太宫、厥阴、甲寅、甲申,其运阴雨……其病体重,胕肿,痞饮";《素问·至真要大论》提到"岁太阴在泉……民病饮积,心痛"。运气学说将一年分为六之气,即如同一年中的六个时段。除了当年的主气影响疾病之外,每一气单独对疾病的影响也不可忽视。如《素问·六元正纪大论》篇提到"太阴司天之政……终之气,寒大举,湿大化,霜乃积,阴乃凝,水坚冰,阳光不治""少阴司天之政……四之气……蚘蛔,饮发"。都谈到了每一气与疾病发生的关系,而悬饮的产生与主阴寒之气的太阴、少阴司天关系最为密切。

3. **情志因素**　情志与人体气血津液的调节与运行也有着重要的关系。《素问·举痛论》指出:怒则气上,喜则气缓,悲则气消,恐则气下,惊则气乱,思则气结。气能推动津液的运行,气行则水行,气滞则津凝,气机失常则水液运行不畅易聚而为饮。

此外,外伤、劳欲过度等也可诱发饮停。胸膜、胸壁软组织受到外力击打挫伤后,局部也会形成胸腔积液。

4. **脾失运化**　《素问·至真要大论》指出"诸病水液,澄澈清冷,皆属于寒";《素问·百病始生》亦指出"积之始生,得寒乃生,厥乃成积也"。说明了体内水饮的形成与寒邪有着紧密的关系。脾胃为气血津液生化之源,脾主运化,气血精微物质通过脾主升清的功能上奉心肺。《素问·经脉别论》:"饮入于胃,游溢精气,上输于脾。脾气散精,上归于肺,通调水道,下输膀胱。水精四布,五经并行,合于四时五脏阴阳,揆度以为常也。"脾喜燥恶湿,脾胃虚寒则寒湿内生,脾主运化水湿津液及脾主升清功能受阻则水津不能布散化而为饮。脾胃虚寒对悬饮的形成有着重大的影响,此外,饮水过量也是重要的因素之一。张仲景谓"饮后水流在胁下,咳唾引痛,谓之悬饮",他也提到了饮水过度与悬饮之间的关系,如果脾胃功能正常,饮用适量的水不会造成悬饮,但过量饮水再兼脾胃虚寒则可致水湿内阻。隋代医家巢元方也认为饮水过量与悬饮的形成有直接的关系,他在《诸病源候论》中提到:"诸饮者,皆由荣卫气痞涩,三焦不调,而因饮水多,停积而成痰饮。"由上可知,悬饮的形成与过量饮水及脾胃虚寒有着密切的关系，系脾胃虚寒与饮水过量内外感召而成。

5. 肾阳不足　华佗在《中藏经》指出："人中百病，难疗者莫过于水也。水者，肾之制也。肾者，人之本也。肾气壮则水还于肾，肾气虚则水散于皮。又三焦壅塞，荣卫闭格，血气不从，虚实交变，水随气流，故为水病。"华佗认为人生之病最复杂最难治疗的就是水病，而水病之所以发生究其根源还在于肾气的强壮与否。肾主水、主前后二阴，与膀胱相表里。"膀胱者，州都之官，津液藏焉，气化则能出矣。"体内之水液只有经过肾阳温煦气化之后，才能合理地分布流通。肾阳不足则水液气化无力，停于体内化而为饮。

6. 肝失疏泄　肝气主升，胆气主降。肝胆是人体气机升降调节的重要枢机，肝藏血且主疏泄。肝主疏泄的功能主要是通过调畅和疏通全身气机来实现的。肝主疏泄主要体现在肝调节气血津液的运行和对情志的调节，人体内的血液和津液的运行必须有条不紊，肝失疏泄则会使其运行失常最终导致气机逆乱、血行阻滞为瘀和津液停留。悬饮的形成与三焦的畅通与否也有着重要的关系。《难经》谓"三焦者，水谷之道路，气之所终始"，《素问》亦言"三焦者，决渎之官，水道出焉"。三焦是水谷与气运行的道路，上中下三焦相互协调有序运转，一旦三焦运行不畅则水谷停聚，饮邪内生。食物停聚胃肠则为食积，会出现口臭、口干、腹胀、大便不通等症状；水饮停于心下则发为心悸、奔豚；停于肺中发为饮咳；留于胃肠则为痰饮；布于胁肋则为悬饮。

7. 痰瘀互结　悬饮如囊裹水，悬吊于胸胁，痰瘀互结也是其形成的重要病机之一，而痰瘀交阻日久、气血津液运行失常，郁积于胸胁则终成顽疾。《金匮要略》言"血不利则为水，名曰血分"。瘀血日久容易导致水液代谢失常，也可以形成悬饮。此外，伏邪致病也是悬饮发病及演变的重要因素。

临床上导致悬饮的疾病很多，包括肺癌、乳腺癌、结核性胸膜炎、胸腔疾病、肝病等等。而这些疾病都是疑难疾病，病程迁延易反复发作，常规治疗只能缓解症状及病情，很少能够得到根本改善与治愈，这与伏邪致病有很大关系。伏邪有狭义与广义之分，广义的伏邪则指一切伏而不即发的疾病，既指七情所伤、饮食失宜、痰浊、瘀血、内毒、积气、水饮等内在的致病因素，也包括了伏气温病。伏邪发病具有隐匿性、迁延性，其病变的过程具有累积性，从感染邪气到发病是不断累积的过程。清代名医章虚谷描述伏邪的积聚过程，"如烟之渐熏，水之渐积"，水之渐积的阶段就是悬饮的形成过程。悬饮也可以看作是饮邪停伏于胸胁，故而在治疗上亦可遵从伏邪的治法，即以温补托清透邪为主，在扶助正气之时不忘透邪，透邪不可孟浪，当徐发徐透，务使邪气尽除。

悬饮是多种因素互相交杂影响的机体多系统失调的疾病，其影响因素包括脏腑功能、经络、外感六淫、情志及饮食等等。总之，悬饮主要是由于脾、肾、肝、三焦等脏腑的失调导致气血津液代谢失常，除此之外，心、肺、膀胱等脏腑功能失调对悬饮的形成也有着重要的影响。

（八）黄疸（病毒性肝炎、药物性肝损伤、胆道结石、肿瘤）

仲景所论之黄疸病，在《伤寒论》和《金匮要略》中都有详细的阐述，更是设专篇进行系统论述。黄疸以身黄、目黄、小便黄为主症，有黄疸、谷疸、酒疸、女劳疸、黑疸之分，有湿热、寒湿、火劫、燥结、瘀血、房劳之因。《素问·玉机真脏论》曰："肝传之脾，病名曰脾风，发瘅。"其中"瘅"与"疸"通，故无论湿热之阳黄，或是寒湿之阴黄，均与病理产物蕴结中焦，脾胃运化失职，肝胆疏泄失常，水液代谢障碍，气血运行不畅有关。因此，黄疸主要以内伤或外感等因素损伤肝胆，使其疏泄功能失常，胆汁不循常道而渗入血中为基本病机。肝失疏泄，气机不畅，阻滞日久，胆汁外溢，而病黄疸。仲景以茵陈蒿汤为治疗黄疸之首方，茵陈归肝经，泻肝热，解肝郁，为治疗黄疸的常用药，同时也佐证了黄疸与肝具有密切的关系。《金匮要略》在《内经》认识的基础上系统阐述了黄疸的病因病机，在文中提出黄疸的五种不同病证及各自的病因病机。在病机方面，以"黄家所得，从湿得之"为纲领，如谷疸中"阴被其寒，热流膀胱"，表明湿热之邪下注膀胱为谷疸的基本病机；酒疸中"必小便不利"表明酒疸由饮酒所致，湿热蕴阻于内，湿邪不得宣泄于外；女劳疸多发生于黄疸后期，多由房劳损伤或久病误治，病机以精亏血瘀为主；黑疸是由于谷疸、酒疸误下，调摄不慎所致，久病入血，瘀血内阻为主要病机等。其他如"男子黄，小便自利，当与虚劳小建中汤""黄疸病，小便色不变，欲自利，腹满而喘，不可除热，热除必哕"，表明虚寒也是黄疸的病机之一。

1. **感受外邪**　《伤寒论》指出"太阳病身黄，脉沉结，少腹硬……小便自利，其人如狂者，血证谛也"。这就表明在临证中瘀血黄疸不可忽视。又云"伤寒发汗已，身目为黄，所以然者，以寒湿在里不解故也"，说明黄疸的基本病机不仅是湿热，也与寒湿有关。由此可见，仲景对黄疸的论述较为系统，为后世医家研究黄疸提供了充分的理论依据。隋唐时期，巢元方在《诸病源候论》中对黄疸二十八候的病因病机进行了详细地论述，并提出了不少新的理论。如"天行病发黄候，四时之间，忽有非节之气伤人，谓之天行"。认为时邪疫毒是黄疸的形成原因，并且指出黄疸具有传染性。外感湿热疫毒，从表入里，郁而不达，内阻中焦，脾胃运化失常，湿热交蒸于肝胆，不能外泄，胆汁外溢，发为黄疸。

2.**饮食所伤**　饥饱失常，或嗜酒过度，皆能损伤脾胃，以致运化失司，湿浊内生，郁而化热，熏蒸肝胆，胆汁不循常道，发为黄疸，《诸病源候论》言"凡诸疸病，皆由饮食过度，醉酒劳伤，脾胃有瘀热所致"，说明其病因与饮食、酗酒、脾胃瘀热相关。

3.**脾胃虚寒**　素体脾胃阳虚，或病后脾阳受损，湿从寒化，阻滞中焦，胆道被阻，溢于肌肤发黄。

4.**他病继发**　如癥积等病，积聚不散，瘀阻胆道，胆液不循常道，随血泛溢，也可引起黄疸。

综上，黄疸病机尤以湿邪为患最为关键。《金匮要略》言"黄家所得，从湿得之"。湿邪虽有内生、外感之分，但最易困阻脾胃，而阻遏气机，使肝胆疏泄失常，导致胆汁渗入血液，浸淫肌肤，下注膀胱，发为黄疸。

（九）转筋

转筋，是一种筋脉挛急的病证，多发生于四肢部位，与肝主筋的生理功能密切相关。《金匮要略·趺蹶手指臂肿转筋阴狐疝蛔虫病脉证治》曰："转筋之为病，其人臂脚直，脉上下行，微弦。"转筋之病因病机在古籍中多有记载，《诸病源候论·转筋候》曰："转筋者，由荣卫气虚，风冷气搏于筋故也。手足之三阴三阳之筋，皆起于手足指，而并络于身。若血气不足，阴阳虚者，风冷邪气中于筋，随邪所中之筋，筋则转。转者，谓其转动也。"

1.**风寒外袭**　《素问玄机原病式》中记载："外冒于寒，而腠理闭密，阳气郁结，怫热内作，热燥于筋，则转筋也。"

2.**血分有热**　《寿世保元》云："转筋，热燥于筋而筋转也。或言转筋为寒者，误也。所谓转者，动也。阳动阴静，热症明矣。"

3.**阴津不足**　《灵枢》曰"血气皆少则喜转筋,踵下痛""寒则筋急"。

4.**肝血不足**　《景岳全书》云:"血虚则筋急,筋急则为掉眩反张、搐搦强直之类,皆肝木之本病也。"《症因脉治》亦提及:"内伤转筋,主肝经者多,故宜养血生津,舒筋活血。"肝主一身之筋,其经络循于少腹阴股,当肝脏失去血液滋养时,血虚不能养筋,则最易发生转筋。因此,只有肝脏血液充盛,使筋脉得到正常的濡养,才能有效防止转筋的发生。

(十)阴狐疝

阴狐疝气,临床上以一侧或两侧阴囊偏大偏小、时上时下为主要表现。《金匮要略·趺蹶手指臂肿转筋阴狐疝蛔虫病脉证治》中明确地论述了其症状表现:"阴狐疝气者,偏有大小,时时上下。"另外,清代尤怡在《金匮要略心典》中也做了详细论述,如"阴狐疝气者,寒湿袭阴,而睾丸受病,或左或右,大小不同,或上或下,出没无时,故名狐疝"。

周老认为,此疝气患者平卧时则缩入腹内,起立或走动时坠入阴囊,为寒气凝结厥阴肝经,肝失疏泄所致。肝经循行绕阴器,抵少腹,故收引则作痛。又因肝气失于条达,聚散无常,故阴囊偏有小大,时而上下。《医宗金鉴》对此也有较为详细的论述,"偏有大小,谓睾丸左右有大小也。""疝,厥阴之病也,以与狐情状相类,故名之也。"周老认为,此疝病者,每因站立或行走时下坠入阴囊,而平卧时则上行于腹中,其症轻者有坠胀感,其症重者阴睾牵引少腹剧痛,多因肝之经脉循阴股,环阴器,抵少腹,寒湿之邪客于厥阴肝经所致。故用具有辛温散寒、破结通利之功的蜘蛛散(蜘蛛、桂枝)以温肝散寒、消痛治疝。

(十一)梅核气

在古代医书中,梅核气又有梅核风、梅核、膈气及回食丹等称谓,宋代《仁斋直指方论》一书中最早使用"梅核气"这一病名,《金匮要略·妇人杂病脉证并治》曰:"妇人咽中如有炙脔,半夏厚朴汤主之。"本条论述妇女痰凝气滞于咽中之证,亦即后世所说的"梅核气"。更为准确的描述则为唐代《备急千金要方》中的"咽中帖帖,如有炙肉脔,吐之不出,咽之不下"。肉切成块为脔,炙脔即烤肉块,中医用来比喻咽喉中的异物梗塞不适感,咯之不出，吞之不下，但不妨碍正常的进食吞咽。西医将梅核气称为"癔球症"，并将其特征描述为咽部异物感、咽喉神经症或咽球综合征，指咽喉部有明显的团块附着或胀满感，吞咽食物时这一感觉并不明显。该病在中青年女性中较为多见，病程长短不一。《医宗金鉴》也提出此病虽见于妇女，但男子亦可见。肝喜条达，主疏泄而畅情志，因此机体的情志变化与肝主疏泄功能密不可分。肝木调和，气机调畅，则百病不生；若情志抑郁不舒，肝失条达，气机郁结，津液失布，聚而成痰，循经上扰，结于咽喉，即发为梅核气。周老认为，梅核气以七情失调为病因，以气滞痰凝互结于咽为病机，以疏肝理气化痰为治法。

1. **情志和肝郁**　情志不舒，则肝气郁结，进一步循经上逆，结于咽喉，从而形成梅核气。疏肝解郁为治疗梅核气的常用方法，如具有疏肝理脾作用的逍遥散和小柴胡汤，如肝郁日久甚或肝阳上亢患者，要加以平抑肝阳药。从情志角度看，梅核气患者多表现出特定的人格特征，在类似高度紧张、过度劳累、精神创伤等应激性生活事件发生时容易发病，临床观察亦发现中药配合心理咨询在治疗梅核气方面比单纯中药治疗效果更为显著。

2. **气机不畅**　梅核气与气机不利相关，因此凡是影响人体脏腑功能活动，导致体内"气"的运行失常的因素，都能引发该病，治法上须辨明脏腑归属，对脏腑功能进行调理，从气而治。周老认为，理气、行气、降逆等气机调理的治则是梅核气治疗的关键，绝大多数方药中都使用了调理气机的药物，如理气药中的陈皮、香附、紫苏梗、佛手、枳壳等，而这些药物多配以补气药为佐。首先，情志郁结时，怒则气上，肝气循经上逆，结于咽喉而发病，治疗则选用具有疏肝理气作用的金铃子散加减，必要时佐以化痰散结作用的四七汤；其次，思则气结，致脾气郁结，运化不利，清浊不能升降，而结于咽喉发病，治疗方法上选用具有健脾和胃降气作用的旋覆代赭汤。此外，梅核气可因胃气上逆和痰结于咽喉而发病，周老认为胃气上逆是梅核气的关键病机之一，因而提出和胃降逆的治法。

3. **痰气互结**　周老还认为梅核气的主要病机在于咽喉部痰气互结，因而临床上化痰药、化湿药和利水渗湿药的使用率都很高，气郁导致痰聚，故理气亦有助于化痰。水、湿、痰、饮同源不同名，均由体内的水液代谢失常所引起，水液在体内的正常代谢与肝、肾、脾、肺等气机升降密切相关。在脾胃病机模式中，诸多因素引起气机阻滞，升降失司，可造成人体内水液代谢的紊乱,从而造成痰、饮、水、湿的停聚。而"痰之为物,随气升降,无处不到"(《丹溪心法》),痰随气逆阻于咽喉部则可成梅核气。《丹溪心法》说:"善治痰者,不治痰而治气,气顺则一身之津液亦随气而顺矣。"

4. 多寒　在梅核气的治疗药物中,温性药物明显多于寒凉药物。首先,本病患者多感寒而发,具有得寒则重的特点;其次,该病患者咽喉局部多表现为慢性炎症,为阳虚寒凝所致。梅核气由脾胃虚寒,中阳亏虚,胃蓄寒湿,致胃失和降、湿浊之气上逆,阻凝于咽而成。或肺虚蓄寒,肺卫不足,易感寒邪,稍凉则咽痛咳嗽,咳痰白黏,平素咽部不爽,如痰核凝阻,咯之不出。

(十二)虚劳不寐

虚劳为气血阴阳俱虚,其所致的不寐与肝血不足、阴虚内热相关。因肝主藏血,故虚劳不寐的病位主要责之于肝。肝血充足,则能寐;肝血亏虚,魂不守舍,则不寐。另外,肝阴虚则生内热,虚热扰乱心神,故虚烦不寐。《难经》中首次阐释了"五损"的概念并提出相应的治疗方法,"损其肝者"主张"缓其中"而治之。肝为体阴用阳之脏,藏血而舍魂,若肝之阴血虚损,虚火上逆煎灼,使精血燥结而出现虚劳之证,仲景据此在《金匮要略·血痹虚劳病脉证并治》提出了治疗肝劳的方药,即"虚劳虚烦不得眠,酸枣仁汤主之"。由于肝阴血亏虚,虚热内生,上扰神明,导致魂不归肝,神不守舍,而出现"虚烦不得眠",以酸枣仁汤养肝血、清肝热、除烦安神而治之。

(十三)热入血室(女性神经官能症、神经衰弱、癔病、子宫炎症、急性盆腔炎)

张仲景最先提出"热入血室",并在文字上有较完整的论述。如《伤寒论》第143条:"妇人中风,发热恶寒,经水适来,得之七八日,热除而脉迟身凉。胸胁下满,如结胸状,谵语者,此为热入血室也。"第144条:"妇人中风,七八日,续得寒热,发作有时,经水适断者,此为热入血室。"第145条:"妇人伤寒,发热,经水适来,昼日明了,暮则谵语,如见鬼状者,此为热入血室。"第 216 条："阳明病，下血，谵语者，此为热入血室。"可见仲景对热入血室证极为重视。仲景认为"热入血室"为妇人伤寒或中风，经水中断或适来，外邪乘行经之虚侵入血室所致。《伤寒来苏集》曰："血室者，肝也。肝为藏血之脏，故称血室。"肝脏不但有藏血和疏泄的功能，还与女性的先天生理密切相关。肝与冲任相连，而冲任二脉同出于胞中，共同调节女子月经和孕育胎儿，故称女子以肝为先天。若外邪乘"此虚"而入，必先犯肝及其经络而发病。热入血室的症状有：①血热搏结胸胁满，如结胸状；②寒热发作有时，如疟状；③谵语，昼日明了，暮则谵语，如见鬼状；④邪热内迫之下血。观历代医案，周老认为，尽管症情有轻重缓急的不同，然见症不外于月经(包括恶露)、发热、神志、腹痛四个方面的情况。对于"阳明病，下血，谵语者，此为热入血室"之"下血"有三解，一曰便血，一曰尿血，一曰经血。

1. **病邪内侵**　萧埙《女科经纶》："邪传入经络，与正气相搏，上下流通，遇经水适来适断，邪气乘虚入于血室，血为邪所迫，上入肝经，脉受邪则谵语见鬼。"齐仲甫《女科百问》："若经水适来，感其寒邪之所搏，则热入血室，其证昼则明了，暮则谵语。"成无己《注解伤寒论》："因经水适来，血室空虚，至七八日邪气传里之时，更不入腑，乘虚而入于血室。""经水适断者，此为表邪。乘血室虚，入于血室，与血相搏而血结不行，经水所以断也。血气与邪分争，致寒热如疟而发作有时。""伤寒发热者，寒已成热也，经水适来，则血室空虚，邪热乘虚入于血室。若昼日谵语，为邪客于腑，与阳争也，此昼日明了，夜则谵语如见鬼状，是邪不入腑，入于血室，与阴争也。"详细论述了病邪内侵是引起热入血室的主要病因。

2. **阳明热邪内迫**　《伤寒论》第 216 条："阳明病，下血谵语者，此为热入血室。但头汗出者，刺期门，随其实而泻之，濈然汗出则愈。"妇女患阳明病时，虽不值经期，却出现前阴下血、谵语、但头汗出等症，这是由于阳明气分热盛，循经内迫，入于血室所致。因为冲脉起于胞中，与足阳明胃经会于气街，今阳明邪热循冲脉内入胞宫，迫血下行，故前阴下血，血室之热上扰神明，则谵语。循冲脉上逆，迫津外出，故但头汗出。周老认为，该证虽始于阳明病，然终却发展为热入血室，由气分之热传为血分之热，故治疗仍当刺肝之募穴——期门，以泻血分之实热，血中实热随周身汗出而外泄，则其病可愈。

3. **素体虚弱**　近现代医家对热入血室的病因病机作了更具体的论

述,指出本病的发生与"素体"正气虚弱,情志不畅,内有蕴热、湿热等"外邪"都有关系,不仅是经水适来适断,一切导致血室空虚的原因如"人工流产"和"引产"等,都可导致热入血室。周老也认为,无论妇人经水适来适断,还是产后,或孕妇施行人工流产、引产术后,在血室空虚之际而患外感病者,都有可能导致热入血室证的发生,不必拘于"经水适来适断"。从现代医学来看,"热入血室"是指妇女月经期间遭受感染所致的疾病。其特定条件是妇女月经期。受神经内分泌的调节控制,经期最重要的变化是雌激素、孕激素水平明显下降。雌激素水平的下降使全身代谢水平低下,抗病能力明显减退,因此妇女月经期间容易遭受感染。感染后常发生发热、胸胁苦满、神昏谵语等临床症状。发热是由于妇女月经期间抵抗力低下,细菌内毒素或其他感染因子引起前列腺素释放,其作用于体温中枢而引起发热。由于妇女的体质状况不同,临床上可以表现为中医所谓"寒热往来""热深厥深""日晡潮热"等症。月经期间妇女除雌激素、孕激素水平低下外,有的还兼见二者浓度不平衡。若孕激素分泌过少,往往出现肝脏随月经期而充血,患胆石病的妇女则易诱发胆囊疼痛,表现出胸胁苦满的症状。神昏谵语是由于月经期间雌二醇低下,这样激活腺苷酸环化酶所产生的环磷酸腺苷相对减少,有人发生昏迷时环磷酸腺苷水平降低。所以经期妇女感染容易出现神昏谵语。何新慧《伤寒经纬》认为热入血室的成因多由妇人行经期或产后邪热乘虚侵入血室,与血搏结而成。从现代医学角度看,妇女月经期机体抵抗力低下,易受外邪侵袭,且易使疾病加重而见高热、神昏等症,并因全身的病变而致月经改变,或先期而至,或应至不至,或出血过多等。另有一种是女性生殖系的感染,如急性盆腔炎、附件炎,在经期或产后易发,可见高热、神昏,伴有腹痛及小腹部压痛。但从《伤寒论》原文所述而论,主要指月经期外感之后而出现的神经精神方面的变化,只有轻度炎症,或并无炎症,与月经期或产后的严重感染有别。

4. "新产""经闭""劳役""怒气""素善崩漏"　明清医家,对热入血室的病因病机探讨较多,并有新认识,提出不仅是伤寒之热邪入于血室,且有温热、湿热等邪入于血室的不同,另外,还有医家提出"新产""经闭""劳役""怒气""素善崩漏"等均可导致热入血室,对热入血室的病因病机作了较为全面的论述。

明代吴有性《温疫论》曰:"妇人伤寒时疫,与男子无二,惟经水适断适来，及崩漏产后，与男子稍有不同……经水适来，疫邪不入于胃，乘势入于血室，故夜发热谵语。盖卫气昼行于阳，不与阴争，故昼则明了，夜行于阴，与邪相搏，故夜则发热谵语，至夜止发热而不谵语者，亦为热入血室……新产失血过多，冲任空虚，与夫素善崩漏，经气久虚，皆能受邪，与经水适断同法。"张介宾《景岳全书》认为"妇人伤寒，或劳役，或怒气，发热适遇经行，以致热入血室"。李健斋《医学入门》曰："经行适来，或得寒热，就闭不通，或寒或暑，俱谓之热入血室。"

清代吴本立《女科切要》云："经闭为女人病者，盖因女子以血为主也。使其经脉调和，往来有准，有以应水道潮汐之期，旧血既尽，新血复生，有以合造化盈亏之数，则周身百脉，无不融液而和畅。夫何病之有？设或闭焉，则新血滞而不流，旧血凝而日积，诸病丛生。凡血癥血风，与夫热入血室之证，多自此而始矣。"《医宗金鉴·伤寒心法要诀》曰："妇人伤寒同一治，胎产经来热入室。"杨栗山《寒温条辨》说："妇人经气所虚，邪得乘虚而入，故病热入血室为多。"黄元御《四圣心源》载："经水适来之时，外感中风，发热恶寒，七八日后，六经既遍，表解脉迟，热退身凉，而胸胁痞满，状如结胸，语言谵妄，神识不清，此谓热入血室也。"石寿棠《医原》曰："更有妇女经水适断、适来，而病温者，热入血室，旦明夕昧，夜更神昏，低声呓语，如见鬼状，甚有当面与言，若罔闻知，而户外之事，反能闻之见之者。"

（十四）腹痛

周老认为，腹痛与肝关系密切。仲景在《伤寒杂病论》中对腹痛的认识甚为详细，相关论述共出现53次，如亡血失精腹痛、奔豚气上冲胸腹痛、寒气入侵腹痛、便闭腹痛、寒疝腹痛、淋病腹痛、疝瘕腹痛、黄疸腹痛、产后腹痛、食积腹痛等。如《伤寒论》第96条之"伤寒五六日中风，往来寒热，胸胁苦满，嘿嘿不欲饮食……或腹中痛，或胁下痞硬"，即为太阳表证已罢，病邪传入少阳，少阳以三焦为通路，内应脏腑，外合腠理，若少阳受邪，失于条达而郁结，枢机不利，则肝木郁而克脾土，导致肝脾不和之腹痛。另外，《金匮要略》"妇人怀娠，腹中疞痛"和"妇人腹中诸疾痛"，两者病机均为妇人气血亏虚，肝虚气郁而气滞，脾虚气弱而生湿，肝脾不和，血虚气滞，水湿内停，治宜当归芍药散调肝养血，健脾利湿，则腹痛可愈。

（十五）厥阴病

《伤寒论·辨厥阴病脉证并治》第326条曰："厥阴之为病，消渴，气上撞心，心中疼热，饥而不欲食，食则吐蛔，下之利不止。"厥阴病从脏腑归属角度来看，属于肝脏病变，肝禀风木而寄相火，寓阴尽阳生之机。厥阴为阴之极，内与肝脏相应，同样具有主藏血而司疏泄，喜条达而畅情志，调脾胃而利三焦的作用。厥阴病变重心在肝系之本脏，若邪入厥阴，体用失调，可引发多种病变。如肝气横逆，则气上撞心；肝木乘脾，脾虚失运，则不欲食；饥而强食，则胃气上逆而为吐等。"蛔"其性喜温而恶寒，若脾虚肠寒则蛔不安，蠕动上行而吐出，故吐蛔；下法最易损害体内脾胃中气，中阳虚衰则寒气内生，使下焦寒气更加严重。因此，周老认为，厥阴病是以人体阴寒之气达到极致为主出现"物极必反"之肝气化热的症状表现，具有阴中有阳、寒热错杂的特点。

1. 肝系之本脏发病

（1）六淫及内生五邪："厥阴之上，风气主之"。风邪与肝脏有着与生俱来的亲和力，六淫之中风邪最易伤肝。一般而言，肝风应该属于内生五邪之一，但是"风气通于肝"，所以外风亦易致肝病。无论营卫空虚而招外风，还是水亏、血虚风动或热极生风而内外相引，都暴露出风的特性。《经》云"风为阳邪""风盛则动""善行数变"，总之风性动，动为阳邪，其对肝脏的功能影响当以"升发""疏泄""动摇"三大功能太过为常例；以三大功能不及为其变例，其多由风夹寒湿或气血虚耗所致。至于其余五气常与风邪兼夹伤肝，其中火、热之邪均为阳邪，其与风邪同性，促使肝脏三大功能过亢，煎熬阴血则暴亢更加剧烈，形成恶性循环。寒、湿为阴邪，具有凝闭收引、黏腻濡滞之性，其与风邪伤肝则可牵制三大功能，使其功能低下，但毕竟风邪与之兼夹与单纯寒湿病又有所不同。燥邪伤津与风邪致病结果相似，但燥热与凉燥有所不同，风夹燥热则消灼津液，属于疏泄功能太过；风夹凉燥则津液不布，属于疏泄功能不及。

（2）七情：肝在志为怒，其气刚暴，《素问·举痛论》曰"怒则气上"。怒致肝病，与六淫之风、火、热邪气相似，均可使"升发""疏泄""动摇"三大功能过亢。如果肝怒导致疏泄太过而影响血液循环即肝藏血的功能，会出现上逆呕血、下迫崩漏；如果肝怒导致疏泄太过而影响消化系统，则肝横克土而见食欲差或便不畅，肝气夹风化热，肝胃两旺而成"消谷"或"消渴"。同时气血损耗越大则肝失所养而更易动怒,动怒则更损气血,如此恶性循环,预后恶劣。恐、忧、惊三者本非肝志,但与肝病关系甚密。恐为气怯,《素问·举痛论》"恐则气下",其实质是肝的升发功能受到压抑。怒由肝实所致,恐由肝虚所致。忧者忧闷不畅,则肝气郁滞。气郁则首先影响到肝的疏泄功能,进而影响消化功能出现饮食不思、胸胁闷胀等症。惊本为心虚的表现,但心包与肝同属厥阴,故凡肝气上逆与肝火上扰均可影响心包而产生惊悸、惊狂的症状,一方面表现出肝升发太过的征象,一方面又乍作乍止、来去反复无常。

（3）其他因素:酒毒、虫、房劳、外伤是伤肝的常见因素,除此之外,瘀血与痰、湿虽属于病理产物,但是由于三者使疾病产生不同变化,而气郁又往往是有形之邪的前因,所以要一一进行讨论。气郁直接影响肝之升发、疏泄功能,无论六淫阻滞所致还是内伤七情抑郁所致,气郁均可使肝木失其条达之性,进而影响肝之升发与疏泄两大功能,初起常见食欲减退。瘀血直接影响肝血与形质,瘀血前因是由肝郁日久,气滞血瘀,瘀结不散,继而引起肝脏形质的病变。痰饮病理产物之中,以质稠者为痰,质稀者为饮,质地黏而清者为涎。内外六气失其常度则易发津液停聚,成痰成饮。在肝脏,肝风可鼓动津液成痰上涌内闭;火热可煎熬津液成痰流注固结。饮的形成多由他脏如肺、脾、肾及三焦等功能失常所导致,因其停聚的部位常在胁肋,所以与肝密切相关。涎则常由口外流甚至呕出,风痫虫扰往往出现此证。三者形成有时因肝之疏泄、升发太过,有时却因疏泄不及所致。酒毒直接影响肝之升发、疏泄功能,酒具有湿热两性,其性属阳,过量可导致情志扰乱,甚至头晕呕吐。当其湿热入血分,热蒸其湿而发生病变,肝热移于脾胃,热蒸胆汁外溢则发生黄疸,热迫血行则出现呕血、便血等,肝之疏泄功能也受到扰乱。虫邪影响肝的疏泄功能,日久产生痰饮瘀血等。房劳影响肝之升发功能,房事不节,精血亏耗,虽然直接损伤在肾,但肝肾同源,间接也可以使肝失所养。由于肾水亏虚不能涵养肝木,风火易于上升,但这种升发太过属于虚性兴奋。外伤形成血亏或血瘀,可影响肝的升发疏泄功能。

（4）肝脏的升发、疏泄功能失常:升发太过则气血上冲,其病常发于机体的中上两部。发于上部者,风盛则头目眩晕、涨痛或抽搐作痛;夹火夹热则两目红赤肿痛畏光、颊赤;涉及少阳则两耳肿痛。发于中部则其气上升,胸胁胀痛;夹热犯肺则咳呛气促,犯胃则呕逆,甚至肝不藏血而呕血等。反之,升发不及则气血不易上达,起坐则头眩,痛而喜按,面色青白,目如无所见。气郁不舒则郁气作胀,时作时止;夹寒湿则腹痛便溏,甚至气虚下坠,证见洞泄肠鸣,默默寡言,嗜卧善恐。疏泄太过则病常发于机体中下两部。表现在中部者,如风夹燥热则消渴善饥,风夹血虚则五更嘈杂。表现在下部的,如夹风则小便频数,夹热则大便暴注下迫;在妇科方面则有肝不藏血的经期趋前而量多,甚则血崩淋漓不尽。反之疏泄不及,表现在中部则出现气郁胁痛、脘闷、嗳气太息,夹寒湿而兼犯脾胃,则心下痞满不欲饮食,夹食滞则嗳腐吞酸,夹水饮则胸胁引痛,甚则肿胀,夹瘀血则腹大坚硬、青筋暴露。表现在下部则气不行水而小便癃闭,气不行血则为寒疝、小腹硬满剧痛,以及妇科病中的气郁血滞,经少后期,甚则瘀阻成块,结于胁下、少腹等。

2. **肝系经脉、筋脉与体窍的病变**　肝系经脉、筋脉,若气血通道为病,则引起其自身及其经过和供养的组织出现生理物质的壅滞或匮乏不荣之象;可引起传递信息太过或不及;可引起筋膜或筋脉或松或紧,从而影响机体运动枢纽,这与"肝主筋"的功能有很大关系,多见肝脏与筋脉同时发病。周老认为,肝系体窍的病变主要指目、咽、前阴等体窍自身的生理物质的壅滞或匮乏不荣,从而造成功能异常甚至器质性改变,引起其分泌物的异常等。

(十六)肝痹

肝痹多由筋痹日久不愈,复感外邪,内舍于肝而致;筋痹若见胸胁满闷或疼痛,夜卧则惊,多饮,小便多,小腹胀满,筋挛节痛或阴缩者,为肝痹,为五脏痹之一。肝痹首见于《黄帝内经》,其中多处提及"肝痹"。《素问·玉机真脏论》之"肝痹……当是之时,可按若刺耳"为治疗肝痹的最早记载。对肝痹的病因病机,《内经》提出"筋痹不已,复感于邪,内舍于肝"。后世医家也多沿用此观点,并有所发挥。《内经》对肝痹的认识已经相当深入,从病因病机到临床脉症都做了详细的描述,为后世论治肝痹奠定了理论基础。巢元方《诸病源候论》针对肝痹提出了"补养宣导"的方法,创治疗肝痹导引法之先河。宋代《圣济总录》则首次将肝痹单独列出,系统论述其理法方药,如薏苡仁汤、补肝汤、人参散等,为后世治疗肝痹提供了依据。龚信《古今医鉴》中提出肝痹之症为"其病在筋者,屈而不能伸,应乎肝,其证夜卧多惊,饮食少,小便数",与《内经》所述略有不同。秦景明《症因脉治》对肝痹发病原因进行了完善和丰富,根据脉象不同,分别用泻青丸、龙胆泻肝汤、柴胡疏肝散和逍遥散等方剂治疗。费伯雄《医醇賸义》以养血疏肝、调理脾胃为准则，创三灵汤治疗肝痹。西医学的绝经期关节炎、纤维肌痛综合征、精神性风湿症等可出现肝痹表现。另外，当结缔组织病出现肝损害时，或各种风湿病出现肝气不舒等症状表现时，可参照肝痹论治。周老认为，肝痹的病因多为筋痹不已复感外邪，七情过用伤及肝气，肝血亏虚筋脉失荣，他脏久病传之于肝，气滞痰瘀痹阻肝脉等。本病女性多于男性，发病常与情志关系密切；多发于筋痹之后，有筋痹病史，以胸胁胀闷或疼痛，睡眠多惊易醒，或胁下积聚，筋脉拘挛，关节疼痛，不得屈伸等为诊断要点。

1. **外邪入侵**　素体本虚，复感风寒湿等外邪，内舍于肝，出现胸胁胀满、疼痛，甚则成积，发为肝痹；或肝脏亏虚，外邪直中肝脏，而致肝痹；或风寒客表，内舍于肺，失治误治，则由肺痹累及于肝，而为肝痹。如《素问·痹论》曰："筋痹不已，复感于邪，内舍于肝。"《素问·五脏生成》曰："有积气在心下支胠，名曰肝痹，得之寒湿。"《素问·玉机真脏论》曰："肺痹，发咳上气；弗治，肺即传而行之肝，病名曰肝痹。"

2. **肝血亏虚**　久病体弱，或产后失血，房劳过度，致肝血不足，筋失所养，筋脉拘挛，而成肝痹；或肝血不足，外邪侵袭，而致肝痹；或肝脏亏虚，不藏魂魄，不荣于筋，出现卧而多惊，目眩筋挛。如《素问·痹论》曰"淫气乏竭，痹聚在肝"，《素问·四时刺逆从论》曰"少阳有余病筋痹胁满，不足病肝痹"。张介宾《类经》曰："少阳不足，则肝脏气虚，故病为肝痹。"陈士铎《辨证录》曰："而肝之所以成痹者，人知之乎？……肝之血不足……不能变精以分布于筋脉，则筋脉无所养，安得而不拘挛哉？"

3. **气滞痰瘀**　情志不遂，肝气怫郁；或气滞血瘀，痰浊凝滞，致肝脉痹阻，痹聚于肝，发为肝痹。罗美《内经博议》曰："七情过用，则亦能伤脏气而为痹……痹聚在肝。""肝痹者，肝气郁而血不荣筋之症也。"张璐《张氏医通》曰："肝痹则血液阻滞，水饮客之。"《症因脉治》曰："肝痹之因，逆春气则肝气怫郁，恼怒伤肝则肝气逆乱……皆成肝痹之症也。"

综上所述，周老认为，肝痹多由筋痹日久发展而成，多由感受外邪、七情过用、肝血亏虚，筋脉失养所致，但其病因总不外"虚、邪、瘀"三类。即虚为肝血亏虚，邪为感受外邪（风寒湿等），瘀为痰瘀气滞。本病病位主要在肝脏，涉及筋脉、关节，与肾、脾（胃）、胆等脏腑关系密切。肝痹的基本病机为肝脉痹阻，筋脉失养；其病理往往虚实相兼，为本虚标实之证。标实者多为寒凝、湿热、气滞、痰瘀等；本虚者多为气血两虚、肝肾阴虚。两者或主或从，相兼为患，使本病缠绵难愈。

周培郁
治疗现代肝病经验

一、周培郁治疗慢性肝病临证用药经验

（一）立法制方，注重调理气血

肝主疏泄，调畅气机，为藏血之脏。肝病初伤在气，继而气病及血。在一定的病理阶段，多表现出气滞血瘀之证，或伤经，或入络，种种见症不一。周老认为人身气血贵在充盈与流畅，一旦发生偏盛偏衰或涩滞不畅则百病萌生。正如朱丹溪所说，"气血冲和，万病不生，一有怫郁，诸病生焉"。从临床上来看，在肝病的发生发展中均存在着气血失调的病理变化。因此，在治病的过程中要善调气血，重视调理气血的盈、虚、通、滞，要辨其寒热虚实而审证施治。

理气方面，气虚者补气，气滞者行气，气陷者升之，对于肝病来说，凡气机不调的病证均与肝气郁结有关。临床上，周老善用逍遥散加减治疗各种气郁证，并取得很好的疗效。正如清代名医傅青主所言，"逍遥散最能解肝之郁与逆"。

周老同时推崇活血化瘀。周老指出，瘀血是肝病过程中所形成的阶段性病理产物，同时又是继发性肝病的致病因素。在肝病发生、发展过程中，由于病理因素湿与毒的侵袭影响，又加情志不畅、饮食不节、劳逸失度等，肝木疏泄失司，气机不谐，渐致肝、脾、肾等功能失调。肝气郁结，失于疏泄，气机郁滞，病及于血，气滞血瘀；或因正气不足，推动无力，血行迟缓；或由于肝之藏血失职，血脉空虚，血行不畅，血虚血瘀；或血不循经，溢于脉外；或湿邪内阻，脉络不畅，郁滞成瘀；或因邪毒入络煎熬熏蒸，炼血成瘀；或离经之血未能及时消散，积存体内转而成瘀。周老认为，肝病发病机制复杂多样，结合现代医学对慢性肝病在其病理学方面的认识，在肝病治疗过程中，应尽早、尽快应用活血化瘀之法，并贯穿于肝病治疗的始终，特别是肝病进入中晚期，更应在辨证论治的基础上，用足活血化瘀、消癥散结之品，以截断疾病发展。临床应用活血化瘀法，当根据血瘀成因，与解毒、祛湿、行气、消痰、逐水、软坚、益气、养血、柔肝、温阳等诸法配合运用。周老师临证常用柴胡、香附、川芎行气；红花、赤芍、丹参理血；

黄芪、茯苓、白术益气;当归、白芍、阿胶养血。

周老强调疏肝理气法在肝病临床中的应用,即《内经》所谓"疏其血气,令其调达"。气为一身之主,无形之气可统有形之血,血无气不行,气无血不附。气机活动是生命活动的基本表现形式,气血冲和,百病俱无,一有怫郁,诸疾丛生。气为血之帅,血随气行,气病则血不得以独行。气病及血,致血行郁滞。临床所见的瘀血诸症,每多始于气滞。因此,活血祛瘀必须注重疏理气机,令气行血畅。临床上慢性肝病病程长,周老常在辨证施治的基础上加用少量调气活血药如柴胡、桔梗、香附、枳壳、陈皮、青皮、佛手、檀香、紫苏叶、薄荷、丹参、三七、川芎、赤芍、蒲黄等,以促进气血流通。

(二)适时选用动物类药

周老认为,动物药等血肉有情之品的适时应用可以收到良好的临床疗效。周老认为动物之攻利尤甚于植物,动物类药,尤其是虫类药的特性是行走攻窜,用以通经达络,疏逐搜剔,胜于草本植物药。张仲景善用动物类药以治疗外感瘀热、干血内伤,如大黄䗪虫丸、鳖甲煎丸、抵当汤(丸)。叶天士对动物药有新的体会,创"久病入络"之说,谓"久则邪正混处其间,草木不能见效,当以虫蚁疏逐,以搜剔络中混处之邪",因为"初病胀痛无形,久则形坚似梗,是初为气结在经,久则血伤入络",所以"每取虫蚁迅速飞走诸灵,俾飞者升,走者降,血无凝着,气可宣通"。又谓仲景制鳖甲煎丸,"方中大意,取用虫蚁有四:意谓飞者升,走者降,灵动迅速,追拔沉混气血之邪"。叶天士所说的"初病胀痛无形,久则形坚似梗"乃由"脉络瘀痹"发展为癥积症,此非一般药物所能攻逐,只有虫类祛瘀药才能搜剔追拔、缓攻渐消,尤以水蛭、䗪虫作用较强。

"精气夺则虚",周老认为凡见素体虚弱、疾病后期及多种慢性病过程中的正气不足,机体气、血、津液和经络脏腑等生理功能减弱,抗病能力低下,表现出的虚弱、不足、衰退、久疾难愈,从阴阳学说来讲,表现为机能不足或物质亏耗及阴阳互损的虚损状态,用动物药扶助正气,"虚则补之","损者益之","形不足者,温之以气;精不足者,补之以味",可增强体质,提高机体抗病能力。如在肝硬化失代偿期,肝脏合成及储备功能低下,白蛋白下降,白蛋白/球蛋白倒置,多属疾病后期,肝脾不足,肾阴肾阳皆虚的阶段,阴阳的化生日显不足,此时可选用具有填精益髓作用的动物药,且此等血肉有情之品,可直接提高胶体渗透压,升高白蛋白,有利于腹水的消退。值得指出的是,周老在应用动物药的同时注意配伍理气健脾药,如砂仁、陈皮等,一来防止补益之药滋腻太过,二来可防止腥臊之品碍胃。

(三)扶正祛邪,顾护脾肾

慢性肝炎多由急性肝炎演变而来,而湿热、疫毒又是导致急性肝炎之主因,所以祛邪是慢性肝炎治疗中的重要环节。但慢性肝炎多属虚实夹杂,治疗上必须正确运用扶正祛邪之法,攻补兼施,始收佳效。

周老认为疾病的发生发展,外部条件是必不可少的方面,但更重要的是人体内部因素,即所谓"邪之所凑,其气必虚"。薛生白在《湿热病篇》中说:"太阴内伤,湿饮停聚,客邪再至,内外相引,故病湿热。"陈复正在《幼幼集成》中亦说:"脾土强者,足以捍御湿热,必不生黄。惟其脾虚不运,所以湿热乘之。"脾虚不运在慢性肝病发生之初就已经存在,是慢性肝病发生的重要内在因素。湿性黏腻,胶着难解,易阻滞气机,造成肝气郁滞。肝主疏泄,为藏血之脏;脾主运化,为气血生化之源。肝脾两脏功能受损,易造成气血功能失调,形成气虚、血虚及气滞血瘀。湿为阴邪,易损伤人体阳气,影响脏腑气化功能,使湿邪更难清除;湿郁化热,又伤人体阴津。慢性肝病日久,正邪相争,最终损及人体阴阳的根本——肾,造成正邪两伤的局面。脾胃乃后天之本,肾为先天之根。因此,周老在治疗慢性肝病的过程中,特别是病之后期,常先、后天并重,脾肾同治。主张治虚证扶正气,应从补脾肾之虚着手,令脾气健运、肾气充足,诸脏得养,百病可除。

肝脾在生理功能上关系密切,"见肝之病,知肝传脾,当先实脾"。调理脾胃对于肝病有着重要的临床意义。临床所见肝脾不和、肝气犯胃、肝郁脾虚及肝脾血虚等证,均宜先实脾(调理脾胃),或肝脾同治。脾主运化,为仓廪之官,其气主升。脾气健运,则升降有常。脾胃虚弱者,临床可见食欲不振,大便溏薄,面色萎黄,神疲懒怠,脉象濡缓或沉而无力等。治宜补益脾胃为主,盖脾胃健旺,水谷精微得以敷布,体气自然强壮。重视脾胃,尚包括防止药邪伤胃、苦寒败胃,"脾胃之气既伤……诸病之所由生也"（《脾胃论·脾胃虚实传变论》），故应时时顾护脾胃，包括服药时间、汤药温度都应注意。使用峻猛祛邪之剂，应中病即止，强调"大毒治病，十去其六；常毒治病，十去其七；小毒治病，十去其八；无毒治病，十去其九"（《素问·五常政大论》），不可久用过用。而对于过分滋腻之品，因于脾胃有碍，周老临证常通过适当配伍健脾、行气、活血之品，使处方柔而不腻。

肾藏精，为脏腑阴阳之本，所属为癸水，肾水为肝木之母。精血均由脾胃运化之水谷精微化生，且精、血相互滋生、相互转化，病理上亦常相互影响。慢性乙型肝炎乃湿热疫毒为害，病则肝失疏泄，疏泄不及则肾失气化，太过则子盗母气，呈现肝实肾虚或肝肾俱虚。乙癸同源，若肝病气郁化火，或肝火素盛，湿热久蕴，则耗肝阴而汲肾水，或肾阴禀受不足，肝木火旺更损肾阴，表现为肾水不足；若肝病过用苦寒，或湿热黏滞伤阳，或肾阳素亏又罹患肝病，可出现肾阳不足。周老认为慢性乙型肝炎日久多见肾虚证候，如面色暗或黧黑、腰酸、膝软、足跟酸痛、头晕耳鸣、齿衄、畏寒、疲乏等。有鉴于此，周老治疗该病甚为重视补肾，并推崇景岳"阴阳互求"之说。由于肝为刚脏，阴体易伤，用药宜柔，况该病病因湿热，若过用辛热刚燥，则易伤阴助热，甚或动血，不论肾阴虚、肾阳虚，治疗上都潜存此种病理机转。因而若肾阳虚，一般不用肉桂、附子，而选用温而不热、润而不燥之品，如巴戟天、肉苁蓉；肾阳虚明显，可配以锁阳、菟丝子、仙茅、淫羊藿。若肾阴虚，除用补肾阴之生地黄、何首乌、黄精等药以外，必稍佐巴戟天、肉苁蓉之温润，以阳中求阴。若肾阴过亏，虚火旺盛，出现口干咽燥、齿衄、舌干红，则不宜再用温润之品。

周老重视脾肾两脏对人体生理病理的作用，根据病情之不同，或以健脾为主，或以补肾为主，或脾肾双补，调理先天与后天。强调调养脾肾是中医治未病的重要方法，通过调养脾胃，固护先天与后天，使脾肾功能正常，才能做到未病先防和既病防变。如在调补脾胃时，视病情的不同，或益气健脾，常用异功散、香砂六君子汤；或益气升阳，常用补中益气汤；或健脾燥湿，常用平胃散；或温中益气，常用黄芪建中汤。通过调补脾胃，使脾胃强壮，脏腑气血得以滋养，则诸虚自愈。同时认为内伤杂病，阳虚者不少，而重视肾阳，尤长补火益元，特别是慢病久病及肾，对阳气虚衰的患者，治宜益火培元，激活和调动机体的自我修复能力，有利于疾病的康复。益火培元，周老常用右归丸、右归饮、金匮肾气丸、真武汤等。

（四）活血化瘀贯穿慢性肝病治疗始终

1. 活血化瘀，对抗肝纤维化　慢性肝病久治不愈，肝内纤维结缔组织代谢失常、增生，使肝脏变硬，形成肝硬化。同时免疫调控障碍，免疫复合物清除不全，沉积在小血管基底膜造成损害，使病情加重和进一步发展。针对病理改变进行治疗，活血化瘀，改善微循环，提高细胞供氧状态，改善结缔组织代谢，抑制纤维组织增生，对抗肝纤维化，同时能清除免疫复合物及其沉积造成的损害。活血化瘀应尽早应用，即使无明显血瘀见症，也应酌加活血化瘀之品。现代医学认为，病毒性肝炎早期即应抗纤维化治疗，而活血化瘀药有较好的抗纤维化作用，并能改善肝脏的微循环，加快肝功能的恢复，因此，活血化瘀是治疗肝炎的重要方法。

2. 活血化瘀药物的选择　周老十分重视活血药的使用，强调在应用时必须根据病程的长短、病人的体质、瘀血的程度而选用不同的药物，并注意从小剂量开始，逐渐加量，切不可急功近利、妄自贪功。

针对慢性肝炎中低热、胁痛、肝脾大、肝掌、血管痣、月经不调、面色晦暗，甚至齿龈紫黑、舌质紫暗有瘀点、舌下静脉曲张、面部毛细血管扩张等常见瘀血症状，周老提出根据病因分别给予祛湿活血、清热活血、养阴活血、助阳活血、理气活血、消食活血、凉血活血、通下祛瘀、软坚散结等治法。尤应注意分清虚实，血虚侧重于和血化血，血实侧重于破血通瘀。退黄、降酶等均需适当加入活血药物。消除肝外表现，如由于肝炎免疫复合物引起的关节痛、肾脏病等，应用活血化瘀药物亦可取得一定的疗效。

周老将常用的活血药按药物作用分为四类：

第一类为通过补血养血达到活血化瘀目的，如何首乌、当归、阿胶、鸡血藤、仙鹤草；第二类具有祛瘀生新、活血化瘀作用，如桃仁、红花、川芎、赤芍、丹参、益母草、五灵脂、蒲黄、三七、茜草、牡丹皮等；第三类具有攻瘀散血作用，如大黄、延胡索、水蛭、虻虫、地龙、刘寄奴、泽兰、生山楂、王不留行、牛膝；第四类具有强烈的破癥祛瘀作用，如乳香、没药、血竭、三棱、莪术等。

轻度血瘀可选择作用平和之丹参、赤芍之类；血瘀较重者可选用桃仁、红花、三棱、莪术等。兼有胁痛者可选用蒲黄、五灵脂、乳香、没药；有出血者可选用三七；球蛋白升高者可选用三七、水牛角粉、茜草、丹参之类；退黄可选用葛根、丹参、茜草、赤芍等。

周老认为对肝炎病人应用活血药时，还应注意以下问题：

其一，血瘀常与气虚并存，在活血化瘀同时加用补气药，疗效更显著。其二，血瘀常与肝阴虚并存，此时应与养阴柔肝药并用，可选用熟地、白芍、旱莲草、丹参等药，疗效较好。其三，活血药有促进肝脏微循环的作用，慢性肝炎活动期肝脏本来有充血，呈炎性肿胀，此时施用过多的活血药，可能加重肝脏充血，原来谷丙转氨酶正常者可能升高，原来谷丙转氨酶异常者则更为增高，为此可与降低转氨酶的药物并用，如舌苔不腻者可加白芍、牛膝、乌梅，舌苔腻者可加生山楂、葛根、升麻等。其四，慢性肝炎肝硬化常有齿衄、鼻衄，按一般原则，有出血倾向者不宜用活血药物，此时选用三七、蒲黄、大黄炭等药物活血止血收效较好。

（五）中西医结合，博采中西医之长

周教授临证50余年，诊断上主张"辨病与辨证相结合"，在治疗中主张"适中则中，宜西则西，中西结合，疗效为先"的原则，认为在治疗慢性肝病时，应坚持中医辨证论治，并在此基础上结合现代医学的诊疗方法，主张中西医结合治疗。因中医辨证治疗能对机体的不同情况进行系统全面调节，充分调动机体内在的抗病能力；而西医治疗针对性强，可直接作用于致病因素。故中西医结合的疗效优于单纯的中医或西医治疗。

周老认为，由于肝病病因、病理的复杂性及多变性，其临床表现错综复杂。因此，临床治疗肝病必须抓住疾病的本质，审证求因，治病求本。这就要求必须充分运用中医四诊八纲及脏腑气血理论，努力把握疾病的本质即"证"，并从"证"出发，法随证立，方由法出，药随方定，只有紧紧抓住"证"不放松，立法选方才不致迷失方向。另一方面，由于肝病（病毒性肝炎、肝炎后肝硬化）的病理基础是肝炎病毒侵袭人体，正邪斗争，从而产生了诸多病理变化，周老以其几十年治疗肝病的临床经验，认为毒乃致病之根本，所以应在辨证论治的基础上，病证结合，西药抗病毒，中药辨证，可大大提高临床疗效。

辨证论治是中医学的基本特点之一。所谓"证"，是机体在疾病发展过程中的某一阶段的病理概括，它包括了病变的部位、病因、性质及邪正关系，反映出疾病发展过程中某一阶段变化的本质。中医治疗，首在辨证。

周老强调辨证施治是指导中医临床工作的灵魂,中医临床一刻也不能脱离这个原则。同时,将西医辨病论治引入中医辨证论治体系,主张辨证与辨病相结合的诊疗方式。由于随着时代的变迁,医学的发展,许多患者来看中医之前就知道自己的病,或本就是带着西医的病名来,病人不满足于中医诊断的病名和症状消失的疗效判定,临床工作中,常要求中医师进行中西医双重诊断和中医治疗,用西医的客观检查指标判定疗效,因此也强调辨病施治。辨病,既包含辨中医的病名,也包含辨西医的病名。特别是现代检查手段更新,在临床上确实存在着实验室检查理化指标异常而人无症状的疾病,用中医四诊都无证可辨时,则辨病论治。由于中西医理论体系的不同,所以两者的病名、诊断和治疗也不同,西医辨病所见可补中医之短,而中医辨证可补西医之短,通过辨证与辨病相结合的方式统一于一个病人的身上,则有助于临床疗效的提高。周老认为辨证与辨病抓住了疾病不同方面的特点,可以互相补充。

周老集多年肝病临床经验,常教导学生,中医着眼于宏观,从整体出发,强调个体差异;而现代医学从器官、组织、细胞、分子水平研究疾病,求证于微观,二者各有千秋,也都有其不足之处。辨证论治,辨病用药,病证结合,灵活运用。临床对一些诊断明确,客观指标异常,而无任何症状或体征之"无证可辨"者,可"无证从病",针对病因或参照现代病理、生理学研究及药理实验研究成果,辨病施治,以冀提高临床疗效。由于免疫紊乱在病毒性肝炎中起着重要作用,细胞免疫功能低下,不能有效清除肝炎病毒,宿主过强的免疫反应对病毒感染肝细胞的攻击,均是造成肝损伤的原因。研究发现,黄芪、党参、麦冬、地黄、枸杞子、白花蛇舌草等具有免疫增强作用,而丹参、丹皮、鸡血藤、三七、郁金等则具有免疫抑制功能,临床可在辨证治疗的基础上酌情选用。而对血清学病毒指标阳性者,周老又常在分型施治的基础上配伍抑制肝炎病毒的药物,如白花蛇舌草、板蓝根、金银花、蒲公英、土茯苓、虎杖、贯众、紫草、蚤休等,择善而用。实验研究显示,五味子具有显著降低转氨酶的作用,故血清酶学异常者,常可加入五味子、苦参。周老认为,茵陈入肝脾,疏肝利胆,祛邪不伤正;大黄清热通腑活血,祛瘀生新,现代药理研究表明这些药物具有降低胆红素之效;当归、赤芍、丹参、鳖甲等,现代药理研究表明具有抗肝纤维化等作用,临床亦可随证伍用。

周老认识到西医治疗手段在慢性重型肝炎治疗中有重要意义,因为慢性重型肝炎病情危重,需采取快捷有效的治疗措施,控制病情进展,他主张中西医结合积极救治。这些措施包括:①清除致病因素,如乙型肝炎的抗病毒治疗、酒精性肝病的戒酒;②基础治疗,以维持水、电解质、酸碱及热量平衡;③调节免疫,增强机体抗感染能力;④减少毒物生成(如内毒素、氨),纠正代谢紊乱(支链及芳香族氨基酸比例失调、高氨血症);⑤改善肝脏血循环及提高氧供给;⑥促进肝细胞再生;⑦阻断或降低主要代谢环节相互作用网络紊乱致肝损害的各个环节;⑧防治一切可能或已出现的并发症,如出血、感染、脑水肿等;⑨人工肝辅助支持系统等综合治疗措施,以便留人治病,为实施中医辨证论治提供支持条件。另外,这些措施也隐含着中医"补肝体,益肝用"的作用,与中医调治并用,达相辅相成之效。

二、周培郁对部分主要慢性肝病的认识

（一）病毒性肝炎肝纤维化

病毒性肝炎肝纤维化是慢性病毒性肝炎反复发作进展而成的病理变化。慢性病毒性肝炎是指急性肝炎病程超过半年，或原有乙型、丙型、丁型肝炎或 HBsAg 携带者病程超过半年。当机体受病毒攻击时，将会导致坏死性炎症的发生，进而刺激细胞外基质（以胶原为主）产生并增加，而机体不能及时予以降解，肝内过量沉积其细胞外胶质，最终发展为肝纤维化、肝硬化。周老认为，根据肝纤维化的病理变化和临床表现，可将其归属于"肝着""积聚""胁痛"等范畴。

1. 中医学病因病机

（1）正气亏虚：慢性肝病的虚主要体现在肝脾肾的亏虚。《灵枢·百病始生》言："盖无虚，故邪不能独伤人。"又《素问·评热病论》云："邪之所凑，其气必虚。"肝有升发卫气、固护肌表的功能，在机体防御系统中起着重要作用。倘若肝气升发不足，卫气不达肌表，则机体必招致外邪的侵袭，所以《素问·生气通天论》特别指出，"风客淫气，精乃亡，邪伤肝也"。此外，人体之正气虽然根植于肾，但先天之本必赖后天之本以滋养方可发挥正常的生理功用。脾属土，乃后天之本，主运化水谷精微，为气血生化之源，又为气机升降之枢纽，若脾胃健运，气机升降如常，气血充盈，则"正气存内，邪不可干"（《素问·刺法论》）。脾居中土，主运化水湿，喜燥恶湿。若劳倦太过，或饮食失节，损伤脾胃，使脾失健运，脾胃不能运化水谷精微，则可使气血生化无源，从而正气亏虚，易致湿热毒邪的侵扰。脾虚又可使水湿内停，内湿外湿，同气相求，相互为引，则尤易导致湿热为病。可见，脾虚作为发病的内在因素，在发病之初即已存在。现代医学也认为，本病的发生与机体的免疫功能低下或受损、抗体产生不足有关，以致病毒在肝细胞中稽留复制，轻则成为乙肝或丙肝病毒携带者，重则发为慢性乙肝或丙肝，甚至损伤肝功能，或产生更为严重的后果。

（2）邪毒侵入：肝炎的发病，常有黄疸阶段。早在孙思邈时代就认识

到黄疸是由感染疫疬时邪所致，并具有传染性，如《千金翼方》云，"凡遇时行热病，多必内瘀著黄"。又如《杂病源流犀烛》说，"有天行疫疬，以致发黄者，俗谓之瘟黄，杀人最急"。对具有疫疬性质的强烈传染病所致黄疸病的认识，与现代医学的病毒性肝炎相吻合。古代医家认识到本病的发生与湿邪密切相关，如《素问·六元正纪大论》所云"湿热相薄……民病黄瘅"；《金匮要略·黄疸病脉证并治》所说"黄家所得，从湿得之"；《丹溪心法·疸》中明确指出，"疸不用分其五，同是湿热"。《温疫论》云"疫邪传里，遗热下焦，小便不利……其传为疸，身目如金"。反映出"杂气""疫毒"与人体所固有的内湿有极强的亲和性的致病特点。上述致病因子入侵体内，与内湿相合，借肝经气火之力迅速化热，湿热搏结，阻滞气机，郁而化毒，弥漫三焦，浸于脾胃，结于肝胆。倘若热毒蕴结肝胆重者，阻碍胆液正常通道，以致溢于肌肤，出现目黄、肤黄，此即为急性黄疸性肝炎。如王肯堂在《幼科准绳》中所说"感受湿热，郁于腠理，淫于皮肤，蕴积成黄，熏发于外，故有此证"。若湿重于热，湿困脾阳，以致脾运失健，而肝胆蕴热不甚，未致胆液外泄，没有出现黄疸者，即为急性无黄疸性肝炎。湿热内蕴，羁留不去，导致疾病反复不愈，成为慢性肝炎的主要病理环节。临床绝大多数病人有不同程度的脘痞、呕恶、口苦、口黏、舌红、苔黄、脉滑数等湿热征象，证明了湿热是病毒性肝炎的首要病因。湿热留恋证候，在病毒性肝炎各个时期都能表现。湿热疫毒内侵，留而不去，瘀血阻络，逐渐而成。病久机体脏腑气血功能失调，尤其是脾胃运化失职，又湿热内生；湿为阴邪，其性重浊黏腻，与热相合，蕴结郁蒸，胶着难解，上郁肺金，中困脾土，下注膀胱，阻遏三焦，致气化不利，水湿内生。湿郁化热而成毒，湿、热、毒邪相互胶结，缠绵难去。故湿热毒邪贯穿于本病的始终，且相互影响，互为因果，是影响慢性病预后的一个重要因素。

　　周老认为，病毒性肝炎的主要病因是"湿热"，湿热是"启动因子"。肝炎慢性化的原因是"湿热余邪残留未尽"。另外，肝郁脾虚是发病的主要病理基础。一般来说，病毒性肝炎病因偏重于湿，亏损偏重在脾，失调偏重在气，临床表现以肝郁脾虚者多。湿热易伏于肝脾。外感湿热疫毒，郁而不达，内阻中焦，脾胃运化失常，湿热交蒸于肝胆；饥饱失常，或嗜酒过度，损伤脾胃，以致运化功能失职，湿浊内生，郁而化热，熏蒸肝胆；脾胃虚弱，运化无权而生湿，湿郁化热，熏灼肝胆。以上原因皆使肝络失和，肝失疏泄，气机紊乱，一则影响脾的升清功能，在上为眩晕，在下则为飧泄。二则影响胃的降浊功能，在上为呃逆嗳气，在中则为脘腹胀满疼痛，在下则为便秘，这与临床慢性肝炎的消化道症状相吻合。此外，肝失疏泄亦可影响胆汁的分泌与排泄，表现为胁下胀满、口苦、纳食不化，甚则出现黄疸等症状。湿热疫毒羁留体内，所潜伏的部位一般是抵御这些病邪的功能相对薄弱的脏腑。肝为刚脏，内寄相火，五行属木，喜润恶燥，最忌热邪燔灼，热邪因此也容易蕴郁于肝脏。且肝藏血，时刻与血相通，所以邪既藏于肝，也就伏于血分。

2. **分型论治**　在临床上常将病毒性肝炎肝纤维化分为肝胆湿热、肝郁脾虚、脾虚湿盛、肝肾阴虚、脾肾阳虚、瘀血阻络六型进行辨证论治，然周老认为本病临床表现复杂，单一证型极少，多为数证互见，必须一法为主，进行辨证用药。因时、因地、因人制宜是中医治疗疾病的基本法则，周老认为，瘀血是病理产物，同时又可以成为致病因素，对肝炎肝纤维化的诊断和治疗紧紧抓住"血瘀"的病理变化，辨证重在"瘀"字，治疗重在"化瘀"，或在辨证的基础上灵活加用活血化瘀药物进行治疗，可以取得较好的疗效。

（1）肝胆湿热：症见身目发黄如橘，或右胁胀痛，头重身困，嗜卧乏力，胸胁痞闷，口苦口干，纳呆呕恶，厌食油腻，小便黄赤，舌红苔黄腻，脉弦滑数。宜以清热利湿、疏肝利胆为法，方选茵陈蒿汤加减。处方：茵陈30g、田基黄30g、溪黄草30g、鸡骨草30g、柴胡12g、白芍30g、赤芍30g、泽泻15g、大黄10g、山楂20g、茯苓20g、白术20g、薏苡仁30g、女贞子20g、厚朴15g、陈皮10g、甘草6g。方中茵陈、田基黄、溪黄草、鸡骨草清热利湿退黄为君，柴胡、白芍、赤芍、大黄、山楂疏肝利胆活血为臣，茯苓、白术、薏苡仁、泽泻健脾渗湿，厚朴、陈皮行气祛湿，女贞子防苦寒伤阴为佐，甘草调和诸药为使。诸药合用，达清热利湿、疏肝利胆之功。

（2）肝郁脾虚：症见胁胀脘痞，善太息，腹满，纳差食少，肢体倦怠乏力，或有大便溏薄，舌淡苔白，脉弦或缓。中医宜以疏肝解郁、健脾和中为法，方选柴芍健脾膏，本方系在逍遥散基础上加减而成。处方：柴胡12g、白芍30g、枳壳15g、陈皮10g、黄芪30g、白术20g、茯苓20g、山药20g、法半夏12g、薏苡仁30g、枸杞子20g、女贞子15g、丹参15g、山楂20g、甘草6g。方中柴胡、白芍、枳壳、陈皮疏肝理气为君，黄芪、白术、茯苓、山药、法半夏益气健脾为臣，正所谓"知肝传脾，当先实脾"，枸杞子、女贞子柔肝为佐，丹参、山楂活血，甘草调和诸药。诸药合用，使肝气舒畅，脾胃健运，肝脾平和。

（3）脾虚湿盛：症见脘腹痞满，食少纳呆，肢体倦怠乏力，大便溏薄，偶有身目发黄，黄色晦暗不泽，或如烟熏，舌淡胖大，苔白水滑，脉濡或缓。中医宜以疏肝健脾，利湿化浊为法。方选健脾化浊膏，本方在胃苓汤基础上加减而成。处方：柴胡12g、白芍15g、枳壳（炒）15g、黄芪25g、白术（炒）20g、茯苓20g、陈皮10g、荷叶15g、泽泻15g。方中柴胡、白芍、枳壳、陈皮疏肝理气；黄芪、白术、茯苓益气健脾；荷叶、泽泻祛湿化浊。

（4）肝肾阴虚：症见胁肋隐痛，绵绵不已，遇劳加重，或身目黄色晦暗，头晕目眩，两目干涩，口燥咽干，失眠多梦，五心烦热，腰膝酸软，舌红苔少而缺津，脉细数无力。中医宜以养血柔肝、滋阴补肾为法。方选育阴利水膏。本方由一贯煎加减而成。处方：熟地30g、山药30g、山茱萸10g、茯苓25g、泽泻25g、柴胡10g、白芍30g、当归15g、党参30g、黄芪30g、陈皮10g、山楂15g、白术20g、厚朴15g。方中熟地、山药、山茱萸滋水涵木；白芍、当归补肝血；党参、黄芪、白术益气健脾；茯苓、泽泻健脾祛湿利水；柴胡、陈皮、厚朴疏肝行气，气行则水行，山楂行气消食，健胃助运。全方滋肾水以养肝木，健脾土以利水湿。

（5）脾肾阳虚：症见胁肋隐痛，畏寒喜暖，少腹腰膝冷痛，身困乏力，食少便溏，舌质淡胖，苔白或白厚，脉沉迟弱。中医宜以健脾益气，温肾扶阳为法。方选温阳祛湿膏，本方由附子理中汤加减而成。处方：制附子15g、肉桂10g、干姜15g、吴茱萸20g、补骨脂（盐炒）15g、山药20g、淫羊藿15g、枸杞子10g、牛膝（盐炒）15g、桑寄生15g、牡丹皮12g、地黄12g、车前子（盐炒）15g、泽泻12g、茯苓15g、陈皮12g、地龙（炒）12g、焯桃仁15g、炙甘草6g。右胁痛酌加当归、丹参、鸡血藤、白芍、郁金；腹胀加陈皮、砂仁；食欲不振酌加炒谷芽、白扁豆；黄疸加茵陈。

（6）瘀血阻络：症见胁肋刺痛，痛处固定而拒按，入夜更甚，或面色晦暗，有肝掌、蜘蛛痣等，舌质紫暗，脉沉细涩。中医宜以活血化瘀，散结通络为法。方选芪莪保肝膏，本方由血府逐瘀汤加减而成。处方：黄芪30g、莪术20g、白术30g、茯苓20g、丹参30g、枸杞子20g、山茱萸15g、柴胡12g、三棱20g、陈皮10g、山药20g、鸡血藤30g、山楂20g、白芍30g、甘草6g、红花10g、鳖甲30g。全身乏力者加党参、黄精；胁痛明显加川楝子。

3. 临证经验　病毒性肝炎肝纤维化表现为全身乏力、右胁不适、头晕目眩、口干、少寐、面色少华等一派肝脾两虚之症状时，病机多为湿邪困脾,阳气受损;或湿热久羁,热盛伤阴;或过用苦寒化燥,肝阴受劫。周老认为此时正虚是主要矛盾,必须以补气健脾、养肝柔肝为其治疗原则。补气健脾以参苓白术散为主;养阴柔肝以一贯煎加减,或用归芍六君子加减。周老指出,补气健脾不可过于温燥,否则会重伤其阴,而在养肝柔肝之际也要注意不可过于滋腻,以免碍脾伤胃,阻滞气机。治疗时必须掌握好补气与养肝的轻重主次,脾气虚为主,重在补气健脾,用参、芪、苓、术。肝阴伤为主,重在滋养肝木。慢性肝炎后期,"穷必及肾",每有肾精受损的表现,此时补肾应以平补肾精为主,常选用何首乌、枸杞子、肉苁蓉、菟丝子等药,对于大温大热之附子、肉桂等则不宜使用,恐伤阴动血。

周老认为慢性肝炎患者肝组织病变的修复,应以促进肝细胞再生、抑制纤维组织形成为治疗方向,用药需要根据两个不同的治则加以选择,即前者用补,后者用清,故需要采用清补兼施的双向治疗原则。如慢性活动性肝炎患者蛋白代谢失调,表现为白蛋白降低而球蛋白增高,对于提高白蛋白当用补法(补气补血、健脾补肾),对于降低球蛋白当用清法(凉血活血),也是清补兼施双向调节。

周老在临床用药时十分注重药物之间的制约作用,在组方时,如补气配凉血药(如丹皮、白茅根、地骨皮等),以免生火;补血配活血药(如泽兰、水红花子等),以免血充助瘀;补肾配泻火药(如泽泻、车前子、丹皮等),以免益肾而动火;补阴配甘淡渗利药(如茯苓、猪苓、薏苡仁等)或助运化滞药(如山楂、白蔻仁),以免滋腻碍胃,如此配伍用药,不致因使用补益药而发生转氨酶波动上升,出现出血、失眠、血压增高等不良反应。另外,周老认为活血化瘀与扶正培本二法合理配伍,不仅可以调节免疫功能,且活血化瘀药能清除免疫复合物,改善肝细胞供氧状况,起到抗肝纤维化的作用,扶正培本药则能促进蛋白质合成与代谢,从而起到良好的协同作用。

4. 验案举隅

案①　姜某,男,37岁,2020年6月5日初诊。

主诉:发现乙型肝炎病毒(hepatitis B virus, HBV)感染11年,反复右上腹隐痛3年。

现症见:右上腹隐痛,伴口干口苦,乏力,腰痛,无恶心呕吐,舌红,苔白腻,脉弦。

检查结果:肝功能、甲胎蛋白正常,乙肝两对半"小三阳",HBV-DNA低于检测值下限,彩超提示肝、胆、脾未见异常。

中医诊断:肝着。

辨证:肝气郁结化热。

处方:茵陈20g、虎杖15g、黄芩15g、栀子10g、茯苓15g、郁金15g、鸡内金15g、白花蛇舌草15g、黄芪15g、黄精15g、当归10g、白术10g、山药15g、枳壳10g、桔梗10g、甘草10g。7剂,水煎服,每日1剂。

按语:患者舌脉证为肝郁化热,处方以茵陈蒿汤合逍遥散加减,方中以茵陈、虎杖、黄芩、栀子、白花蛇舌草清热利湿,郁金疏肝,黄芪、黄精益气养阴,同时辅以健脾之法。

案② 黎某,女,51岁,2021年1月8日初诊。

主诉:发现HBV感染13年,反复胁痛、乏力3年。

病史:13年前发现HBV感染,未予重视,3年前出现胁痛、乏力等,开始口服阿德福韦酯抗病毒治疗至今。舌淡胖有齿痕,苔白腻,脉弦。

检查结果:肝功能、甲胎蛋白正常,乙肝两对半提示"小三阳",HBV-DNA低于检测值下限,腹部彩超提示肝弥漫性病变。

中医诊断:肝着。

辨证:肝郁脾虚。

处方:柴胡10g、党参10g、木香10g、刘寄奴15g、黄芩10g、红花10g、枳壳10g、陈皮10g、法半夏10g、砂仁10g、海螵蛸15g、丹参15g、莪术10g、蒲公英15g、延胡索10g。7剂,水煎服,每日1剂。

按语:《景岳全书》云:"胁痛之病,本属肝胆二经,以二经之脉皆循胁肋故也。"肝喜条达恶抑郁,情志不遂,肝气受阻,脏腑受累,而致胁痛,治宜疏肝解郁,方选柴胡疏肝散。周老喜用刘寄奴(苦温,入肝、脾经,功能活血消积止痛)联合莪术、延胡索活血止痛。

案③ 李某,男,36岁,2020年8月28日初诊。

主诉:发现HBV感染6年,反复胁肋胀痛5年余。

病史:患者6年前体检发现HBV感染,5年前开始出现胁肋胀痛,口服阿德福韦酯抗病毒治疗5年余,伴口苦,无腹痛及口干,纳寐可,二便调畅。舌淡暗,苔黄腻,脉弦数。

检查结果:乙肝两对半提示"HBsAg、抗HBcAg阳性",甲胎蛋白、肝功能正常,腹部彩超提示肝实质回声增粗、不均匀。

中医诊断:肝着。

辨证:肝胆湿热。

处方:夏枯草 15g、法半夏 10g、柴胡 12g、黄芩 12g、党参 15g、枳壳 12g、香附 12g、郁金 12g、石菖蒲 12g、远志 12g、红花 10g、桃仁 10g、酸枣仁 20g、知母 10g、川芎 10g、合欢皮 15g、甘草 10g。5 剂,水煎服,每日 1 剂。

按语:胁痛病与肝脏病变息息相关。肝主疏泄,调节人体气机的升降出入。周老方用疏泄肝胆之品,辅佐理气、利湿药,清解少阳、调达升降。

案④　覃某,男,47 岁,2020 年 6 月 12 日初诊。

主诉:HBV 感染 30 年,肝区胀痛、乏力 4 天。

病史:患者发现乙肝感染 30 年,于 2020 年 1 月服用阿德福韦酯抗病毒,无特殊不适。4 天前时有肝区胀痛、乏力,伴脚冷及腰膝酸软。舌暗红,苔黄厚,脉弦细。

检查结果:复查肝功能、HBV-DNA 及腹部彩超均未见异常。

中医诊断:肝着。

辨证:肝胆湿热。

处方:茵陈 15g、虎杖 15g、白花蛇舌草 15g、白术 15g、茯苓 15g、山药 15g、党参 15g、白芍 10g、桂枝 10g、鸡内金 10g、砂仁 10g、陈皮 10g、木香 10g、当归 15g、川芎 10g、莪术 10g、红花 5g、赤芍 10g、淫羊藿 10g、补骨脂 10g、附子 4g、牛膝 15g、鳖甲 15g、土鳖虫 15g。

14 剂,水煎服,每日 1 剂。

二诊(2020 年 6 月 26 日):乏力减轻,数日前饮酒后腹痛加重,伴胃脘闷胀,进食后明显,口苦,无口干,胃纳可,易醒,醒后可再次入睡,多梦,二便调。舌红,苔黄腻,脉弦。

处方:柴胡 12g、黄芩 12g、枳壳 12g、厚朴 12g、郁金 12g、川楝子 10g、延胡索 10g、茵陈 20g、丹参 15g、鸡血藤 15g、桃仁 12g、红花 10g、黄芪 20g、陈皮 10g、鸡内金 12g、虎杖 15g、鳖甲 20g、土鳖虫 20g、玄参 10g、知母 10g、淫羊藿 12g、夜交藤 15g、甘草 10g。14 剂,水煎服,每日 1 剂。

按语:朱震亨谓:"肝木气实火盛,或因怒气大逆,肝气郁甚,谋虑不决,风中于肝,皆使木气大实生火,火盛则肝急,瘀血恶血停留于肝,归于胁下而痛……痛甚,按之益甚。"周老临床治疗胁痛实证多以疏肝泻火为主。患者因湿热外侵,使肝胆失去疏泄条达之功,而引起胁痛。乙肝病毒属于湿热邪疫之毒,长期侵蚀人体,容易致血虚、血瘀,故以清肝胆利湿热为法,兼以养血活血。

案⑤　刘某,男,37 岁,2019 年 3 月 25 日初诊。

主诉:HBV 感染 15 年余,右胁隐痛 5 个月。

现症见：右胁隐痛，腰膝酸软，口苦咽干，情志抑郁，进食生冷症状加重，夜寐差。舌红，苔薄黄，脉细。

中医诊断：肝着。

辨证：肝脾不和，脾肾阳虚。

处方：柴胡 10g、黄芩 10g、当归 10g、党参 15g、白术 15g、茯苓 15g、陈皮 10g、法半夏 10g、黄芪 20g、桃仁 10g、红花 10g、丹参 15g、鸡血藤 15g、莪术 15g、鸡内金 10g、山药 10g、干姜 10g、薏苡仁 15g、山茱萸 15g、淫羊藿 15g、补骨脂 15g、鳖甲 15g、菟丝子 15g、枸杞子 15g、蒲公英 15g、虎杖 15g、甘草 10g。7 剂，水煎服。

处方以调和肝脾化痰为法，予小柴胡汤合二陈汤加减，辅以补益肝脾肾及活血化瘀药物。

二诊（2019 年 4 月 3 日）：乏力、胁痛均好转，但夜间难以入睡，舌脉同前。上方加琥珀 3g，珍珠母 4g，7 剂，水煎服，每日 1 剂。

药后诸症消失。

按语：小柴胡汤能清利肝胆，运转枢机，调畅全身气血，且现代药理研究证明，小柴胡汤具有提高免疫功能的作用，能增强患者抗邪能力；进食生冷症状加重，乃肝病传脾，脾虚生痰湿，且病情迁延日久及肾，故辅以补益肝肾药物。

案⑥　劳某，男，37 岁。2017 年 3 月 10 日初诊。

主诉：感染乙肝病毒 10 余年，反复乏力 1 年。

现症见：乏力，伴腰膝酸软，口干。舌暗淡，苔薄白，脉细。

检查结果：既往行肝组织穿刺活检提示 G2S3，复查肝功能正常，HBV-DNA 低于检测值下限。

中医诊断：肝着。

辨证：脾肾两虚。

治法：补益脾肾。

处方：墨旱莲 15g、菟丝子 15g、鳖甲 20g、龟甲 20g、珍珠母 10g、白术 15g、防风 10g、地骨皮 15g、桑叶 10g、山茱萸 10g、女贞子 15g。14 剂，水煎服，每日 1 剂。

二诊（2017 年 3 月 23 日）：上症稍好转，仍有腰膝酸软，舌脉同前，上方加牛膝、威灵仙、淫羊藿。

处方：白术 15g、防风 10g、地骨皮 15g、桑叶 10g、山茱萸 10g、女贞子15g、墨旱莲15g、菟丝子15g、鳖甲20g、醋龟甲20g、珍珠母10g、牛膝15g、威灵仙15g、淫羊藿15g。14剂，水煎服，每日1剂。

三诊（2017年4月7日）：患者稍有口干，仍有乏力，腰膝酸软较前好转，舌淡暗好转，脉同前。

处方：黄芪20g、党参15g、白术15g、茯苓15g、山药15g、当归15g、川芎15g、桃仁10g、红花10g、莪术10g、丹参15g、鸡血藤15g、陈皮10g、鸡内金10g、郁金15g、鳖甲20g、淫羊藿15g、补骨脂15g、枸杞子15g、炙甘草10g。14剂，水煎服，每日1剂。

四诊（2017年4月21日）：仍有乏力，近日头晕不适，偶有头痛，饮食可，舌淡苔薄白，脉稍浮。

处方：川芎15g、熟地15g、白术15g、香附10g、郁金10g、鳖甲15g、淫羊藿15g、菟丝子15g、女贞子15g、白芍15g、白芷15g、白蒺藜15g、木瓜15g、千里光20g、莪术15g。14剂，水煎服，每日1剂。

按语： 患者肝病日久，脾肾两虚，治疗以补益脾肾为原则。补肾的中药有刚燥、柔润两类，前者如附子、肉桂、干姜等辛热剽悍之品，功在温里散寒、回阳救逆。后者如巴戟天、淫羊藿、肉苁蓉、菟丝子等甘温缓和之品，温补命门而不热，补益肾精而不峻。慢性乙型肝炎的肾虚表现在肾之精气，而不是阳虚阴盛内寒，故当选用的是后一类药物补重于温而不是温重于补，益肾只宜柔润。再者，肝脏体阴而用阳，喜柔恶刚，"大抵肝为刚脏，职司疏泄，用药不宜刚而宜柔，不宜伐而宜和"，因此，选用淫羊藿温而不热，既益元阳，又填阴水；菟丝子归肝、脾、肾经，性平，有补益肝肾、明目之功；墨旱莲、女贞子、山茱萸滋补肝肾之阴；鳖甲、龟甲等清热养阴；党参、白术健脾益气，以后天养先天，振奋中气。针对慢性肝病容易出现久病入络的情况，选用鸡血藤、丹参等活血化瘀。治疗过程中根据患者的病情变化随证加减。

案⑦ 吴某，男，67岁，2017年1月21日就诊。

主诉：右胁隐痛半月余。

病史：患者半月余前因右胁隐痛至市医院就诊，诊断"肝硬化"，且尿酸偏高（未见病历资料），自诉规律服药，仍偶见右胁隐隐作痛。患者自发病以来精神较差，纳寐欠佳，二便调。

刻诊：右胁隐痛，于肋缘下约3cm处可触及肝脏，质软，光滑，无结节，伴压痛。舌暗淡，苔薄，脉弦。

诊断：积证。

辨证：气滞血瘀。

治法：理气消积，活血化瘀，兼以扶正。

处方：黄芪 30g、女贞子 15g、当归 15g、白芍 15g、白术 20g、茯苓 20g、川芎 15g、泽泻 15g、石菖蒲 10g、远志 10g、枸杞子 20g、首乌藤 30g、土茯苓 30g、甘草 15g。15 剂，日 1 剂，分两次温服。

按语：肝硬化属中医"积证"范畴，治宜理气消积，活血化瘀，兼以扶正。方选当归芍药散加减。当归芍药散调肝活血化瘀以消积，添黄芪、女贞子、枸杞子，一是补气行气，二是扶正抗邪；石菖蒲、远志、首乌藤安神益智；土茯苓利湿通淋，现代药理研究报道其可降尿酸。

附：周老相关中医治疗的现代临床研究

1. 疏肝健脾法改善慢性肝病患者胃肠功能的临床研究　本着随机、盲法、对照的原则，将 120 例慢性肝病胃肠道功能异常患者分为疏肝健脾组（80 例）和西药组（40 例），治疗 1 个月后对照比较两组疗效及中医症候改善情况结果[1]。

所有患者治疗采取"基础治疗＋试验方案用药"，慢性乙型肝炎患者符合抗病毒标准者给予抗病毒治疗，肝硬化患者给予适当抗纤维化治疗，在此基础上疏肝健脾组给予自拟膏方芪柴保肝膏，每日 3 次口服；西药对照组给予匹维溴铵 50mg，每日 3 次口服。两组患者均服药 4 周比较有效率及中医症候积分。

疏肝健脾组优于西药组（$P < 0.05$）。有效率：疏肝健脾组为 88.8%，西药组为 80.0%（表 1）；中医症候改善方面，疏肝健脾组有效率为 86.3%，西药组为 75.0%（表 2）。

表 1　有效率比较

组别	例数	显效	有效	无效	有效率	P 值
疏肝健脾组	80	36	35	9	88.8%	0.039
西药对照组	40	12	20	8	80.0%	

---

[1] 盛庆寿，郭洪武，徐峰铭，等. 疏肝健脾法改善慢性肝病患者胃肠功能的临床研究 [J]. 大众科技，2015, 17(9)：130-131.

表 2　中医症候积分比较

组别	例数	痊愈	显效	有效	无效	有效率	P 值
疏肝健脾组	80	8	41	20	11	86.3%	0.021
西药对照组	40	3	12	15	10	75.0%	

2. 芪莪保肝膏治疗肝郁脾虚型代偿期乙型肝炎肝硬化临床疗效　所选患者病例均来自于广西中医药大学附属瑞康医院门诊或住院部，按诊断标准纳入肝郁脾虚型代偿期乙型肝炎肝硬化的患者共 90 例，随机分为 2 组，观察组和对照组各 45 例。观察组给予拉米夫定片口服，每日 1 片，阿德福韦酯片口服，每日 1 片；芪莪保肝膏，早、晚各 30g，温水冲服。对照组给予拉米夫定片口服，每日 1 片，阿德福韦酯片口服，每日 1 片。以 48 周为一疗程。治疗前后观察并比较两组患者的中医症候积分、肝纤维化血清指标等[2]。

（1）中医症候积分：观察组和对照组的中医症候评分分别在治疗后下降（$P < 0.05$）；观察组治疗后的中医症候积分较对照组治疗后的中医症候积分下降明显，两组间比较差异有统计学意义（$P < 0.05$），见表 3。

表 3　两组治疗前后临床症状积分比较

组别		临床症状积分
观察组	治疗前	22.35 ± 5.58
	治疗后	$6.68 \pm 3.62^{*\#}$
对照组	治疗前	23.08 ± 5.62
	治疗后	$9.39 \pm 4.19^{*}$

注：治疗后两组组内与治疗前比较，$^*P < 0.05$；治疗后两组间比较，$^\#P < 0.05$。

（2）肝纤维化四项指标：治疗后观察组和对照组的透明质酸（HA）、层粘连蛋白（LN）、Ⅲ型前胶原（PC-Ⅲ）、Ⅳ型胶原（Ⅳ-C）分别较治疗前下降（$P < 0.05$），且下降幅度观察组优于对照组（$P < 0.05$），见表 4。

---

[2]　高鑫. 拉米夫定和阿德福韦酯联合芪莪保肝膏治疗肝郁脾虚型代偿期乙型肝炎肝硬化的临床观察 [D]. 南宁：广西中医药大学，2016.

表4　两组治疗前后血清肝纤维化四项指标比较

组别		HA/(μg·L⁻¹)	LN/(μg·L⁻¹)	PC-Ⅲ/(μg·L⁻¹)	Ⅳ-C/(μg·L⁻¹)
观察组	治疗前	213.7 ± 57.9	201.2 ± 65.1	130.3 ± 33.3	171.9 ± 31.7
	治疗后	$120.1 \pm 49.7^{*\#}$	$101.9 \pm 40.2^{*\#}$	$84.3 \pm 28.9^{*\#}$	$85.8 \pm 21.1^{*\#}$
对照组	治疗前	211.2 ± 56.2	202.1 ± 63.4	136.2 ± 35.3	167.9 ± 33.5
	治疗后	$172.3 \pm 50.3^{*}$	$121.3 \pm 36.6^{*}$	$100.1 \pm 31.3^{*}$	$139.6 \pm 24.6^{*}$

注：治疗后与治疗前比较，$^{*}P < 0.05$；治疗后两组组间比较，$^{\#}P < 0.05$。

（3）脾脏厚度：观察组在治疗后的脾脏厚度较治疗前缩小，治疗前后比较差异有统计学意义（$P < 0.05$）；对照组治疗后的脾脏厚度较治疗前比较差异无统计学意义（$P > 0.05$），说明观察组在改善脾脏厚度方面优于对照组，见表5。

表5　两组治疗前后脾脏厚度比较

组别		脾脏厚度/mm
观察组	治疗前	47.56 ± 4.13
	治疗后	$41.72 \pm 5.25^{*}$
对照组	治疗前	47.75 ± 5.16
	治疗后	45.99 ± 6.22

注：观察组治疗后与治疗前比较，$^{*}P < 0.05$；对照组治疗后与治疗前比较 $P > 0.05$。

（4）肝血流动力学：①肝门静脉内径（DPV），观察组治疗后的肝门静脉内径较治疗前减小（$P < 0.05$）；对照组治疗后的肝门静脉内径较治疗前无明显改变（$P > 0.05$）。②脾静脉内径（DSV），观察组和对照组的脾静脉内径分别在治疗后无明显改变（$P > 0.05$）。③门静脉血流速度（VPV）、脾静脉血流速度（VSC），观察组与对照组的门静脉血流速度、脾静脉血流速度分别在治疗后较治疗前改善（$P < 0.05$），且观察组优于对照组（$P < 0.05$），见表6。

表6　治疗前后两组肝血流动力学测量结果比较

组别		DPV/cm	DSV/cm	VPV/(cm·s⁻¹)	VSV/(cm·s⁻¹)
观察组	治疗前	1.46 ± 0.12	1.13 ± 0.07	10.72 ± 2.18	16.25 ± 1.57
	治疗后	$1.30 \pm 0.09^{*}$	1.09 ± 0.10	$13.56 \pm 1.81^{*\#}$	$20.51 \pm 1.16^{*\#}$

组别		DPV/cm	DSV/cm	VPV/(cm·s⁻¹)	VSV/(cm·s⁻¹)
对照组	治疗前	1.48 ± 0.07	1.14 ± 0.09	10.17 ± 1.81	16.28 ± 1.91
	治疗后	1.47 ± 0.10	1.11 ± 0.08	12.45 ± 1.13*	18.54 ± 1.11*

注：DPV 治疗后观察组与治疗前比较，*P < 0.05，治疗后对照组与治疗前比较，P > 0.05；DSV 治疗后两组分别与治疗前比较，P > 0.05；VPV、VSV 治疗后两组与治疗前比较，*P < 0.05；治疗后两组组间比较，#P < 0.05。

3. 祛湿活血方治疗慢性乙型肝炎合并非酒精性脂肪性肝病患者，发现可提高抗病毒疗效　选取广西中医药大学附属瑞康医院肝病科 HBeAg 阳性慢性乙型肝炎（chronic hepatitis B，CHB）合并非酒精性脂肪性肝病（non-alcoholic fatty liver disease，NAFLD）的患者共 40 例，随机分成治疗组和对照组，每组 20 例。两组年龄、性别、肝功能、HBsAg、HBeAg、HBV-DNA、BMI、血脂、肝脾 CT 比值等差异无统计学意义（P > 0.05）。两组均口服恩替卡韦分散片 0.5mg/d，同时调整饮食结构，低脂饮食。治疗组加用中药祛湿活血方（组成为虎杖 15g、绞股蓝 15g、茵陈 9g、大黄 6g、柴胡 6g、丹参 6g、荷叶 6g 等，取上药每日 1 剂，用煎药机加工制作成袋装中药，每袋 150ml，分早、晚两次加热后空腹温服）。以上两组均治疗 3 个月为 1 个疗程，共 2 个疗程，每个疗程结束判断一次疗效。观察患者第 0、12、24 周中医症候积分、谷丙转氨酶（GPT）、总胆固醇（TC）、甘油三酯（TG）、体重指数（BMI）、肝/脾 CT 值和 HBeAg、HBV-DNA 等指标的变化并进行比较[3]。

（1）结果：与对照组结果比较，治疗组在治疗第 12 周、24 周的症候总积分较对照组同一时间点比较的中医症候积分下降明显，两组间比较差异有统计学意义（P < 0.01），见表 7。

表 7　两组症候总积分比较

组别	第 0 周	第 12 周	第 24 周
对照组（n=20）	15.9 ± 6.2	11.6 ± 5.2	8.6 ± 4.2
治疗组（n=20）	15.2 ± 5.8	4.7 ± 3.6**	1.9 ± 2.4**

注：与对照组同一时间点比较，**P < 0.01。

[3] 沈震，费新应，刘旭东. 祛湿活血方对慢性乙型肝炎合并非酒精性脂肪性肝病患者抗病毒疗效的影响[J]. 湖北中医杂志，2015，37（8）：38-39.

（2）结果：与对照组结果比较，治疗组在治疗第 12 周、24 周的 HBV-DNA 转阴率、GPT 复常率、HBeAg 转阴率较对照组同一时间点的高，两组间比较差异有统计学意义（$P < 0.05$），见表8。

表8　两组抗病毒疗效比较

组别	HBV-DNA 转阴数（转阴率）		GPT 复常数（复常率）		HBeAg 转阴数（转阴率）	
	第 12 周	第 24 周	第 12 周	第 24 周	第 12 周	第 24 周
对照组（n=20）	11（55%）	12（60%）	9（45%）	11（55%）	2（10%）	3（15%）
治疗组（n=20）	14（70%）*	18（90%）**	15（75%）*	18（90%）**	4（20%）*	4（20%）*

注：与对照组同一时间比较，*$P < 0.05$，**$P < 0.01$。

（3）结果：与对照组结果比较，治疗组在治疗第 12 周、24 周的 TG、BMI、肝 / 脾 CT 值较对照组同一时间点的改善，两组间比较差异有统计学意义（$P < 0.05$），治疗组的 TC 值在治疗第 12 周与对照组比较无统计学意义（$P > 0.05$）；在治疗第 24 周与对照组比较有统计学意义（$P < 0.05$），见表9。

表9　两组治疗前后甘油三酯（TG）、总胆固醇（TC）、体重指数（BMI）和肝 / 脾 CT 值

组别	时间	TG/（mmol · L^{-1}）	TC/（mmol · L^{-1}）	BMI/（kg · m^{-2}）	肝 / 脾 CT 值
对照组（n=20）	第 0 周	2.9（2.0～3.1）	6.5（5.9～6.8）	28.5（27.5～29.1）	0.60（0.53～0.70）
	第 12 周	1.8（1.7～1.9）	5.3（5.2～6.0）	27.3（26.4～28.0）	0.8（0.7～0.9）
	第 24 周	1.8（1.6～1.9）	5.4（4.8～6.1）	25.4（25.0～26.5）	0.9（0.7～1.0）
治疗组（n=20）	第 0 周	2.7（2.1～3.1）	6.3（6.0～6.6）	28.3（26.4～29.2）	24.4（24.2～26.0）
	第 12 周	1.4（1.3～1.8）*	5.2（4.4～5.8）	24.4（24.2～26.0）*	1.0（0.8～1.1）*
	第 24 周	1.4（1.3～1.5）*	4.5（4.1～4.9）*	24.2（23.7～24.8）*	24.4（24.2～26.0）*

注：与对照组同一时间比较，*$P < 0.05$。

（二）脂肪肝

近年来,随着饮食结构的变化和肥胖的高发,脂肪肝的发病率逐年上升且发病渐趋低龄化。脂肪肝是一种由多病因引起肝细胞内脂质蓄积过多的病理状态。当脂肪变性累及 1/3 以上肝细胞或肝内蓄积脂肪含量超过肝湿重的 5%～10% 时即形成脂肪肝。脂肪肝可分为因长期饮酒引起的酒精性脂肪肝和由肥胖、糖尿病、高脂血症、接触肝毒物质等引起的非酒精性脂肪性肝病（NAFLD）。在中医学中称为"肝癖",又名肝痞,从症状表现分析,可归属于中医的"胁痛""积聚""肥气"等范畴。

1. **中医学病因病机**　周老认为其病因与饮食不当,过度进食肥甘厚味,过度劳累或安逸,情志抑郁不舒,病后调理不当,平素体胖等因素密切相关。明·龚信《古今医鉴》中曰"夫胁痛者……饮食过度……或痰积流注于血",表明本病与饮食失调、痰、瘀联系密切。患者情志暴躁或抑郁,导致肝气不舒,疏泄失调,从而损伤脾胃,使脾脏运化功能失常,不能化布水谷精微,而酝酿成脂浊痰湿。

赵文霞通过临床经验得出右胁隐痛或胀痛不适、倦怠乏力、纳差等表现为 NAFLD 患者出现频率最高的症状,多因进食过多肥甘厚味,损伤脾胃,导致运化功能失调,水谷精微不能得到布散,水湿不能得到运化,导致湿浊从内而生,化生为痰,痰与湿蕴结于内,阻滞气机,致使气血运行不畅,痰、湿、瘀三邪互结,停于胁下而发病[4]。胡义扬教授[5]根据循证医学分析,得出本病病机基础与痰、湿、瘀、积等有关,与肝、脾、肾三脏功能失调关系密切;脂肪肝证型以痰瘀互结为主要证型。夏蓉等[6]认为"痰"和"瘀"两个证候要素既是 NAFLD 发病过程中的病理产物,也是其病情进展的物质基础。马善桐[7]认为非酒精性脂肪肝中医以肝失疏泄、痰瘀阻滞为其基本病因。张顺贞[8]、

4　赵文霞. 化痰祛湿活血方治疗非酒精性脂肪性肝炎的临床研究及作用机制探讨 [D]. 南京:南京中医药大学,2012.

5　胡义扬. 加强脂肪肝的中医药治疗研究 [J]. 中国中西医结合杂志,2007,27(4):293-294.

6　夏蓉,车念聪,袁梦,等. 化痰与活血方对非酒精性脂肪肝氧应激的影响 [J]. 中华中医药杂志,2011,26(2):260-263.

7　马善桐. 涤痰化瘀法治疗非酒精性脂肪肝病临床观察 [J]. 中医临床研究,2015,7(35):78-79.

8　张顺贞,石安华,姚政,等. 非酒精性脂肪肝中医病因病机探讨 [J]. 云南中医中药杂志,2015,36(1):17-19.

王玉衡[9]等学者认为其基本病机是肝热脾虚,痰湿瘀结。薛博瑜[10]根据从事脂肪肝研究多年经验,认为本病基本病机主要是痰、湿、瘀互结肝络所致肝肾亏虚,故治疗常以健脾利湿、益肾疏肝、化痰活血为法。

周老结合众多专家学者的研究,以及自己多年的临床经验,认为本病病位在肝脾,病属本虚标实,本虚为脾气虚弱、肝肾亏损,标实为痰湿内蕴,气滞血瘀。周老认为气滞痰湿血瘀及脾虚为本病发病关键。

2. 分型论治 根据病因病机,周老在临床上将脂肪肝分为肝郁脾虚、湿热中阻、湿瘀互结、气滞血瘀、脾虚痰瘀五型进行辨证论治治疗。

(1)肝郁脾虚:症见右胁胀痛,精神抑郁,失眠健忘,神疲乏力,纳呆,腹胀便溏。舌淡,苔白,脉弦或弦细。中医治宜疏肝健脾,解郁止痛。选用自制柴芍健脾膏,由逍遥散加减而成。基本用药:柴胡、白芍、枳壳、陈皮、黄芪、白术、茯苓、山药、法半夏、薏苡仁、枸杞子、女贞子、丹参、山楂、甘草。若脾虚兼湿浊者,选用自制健脾化浊膏,基本用药:柴胡、白芍、枳壳、黄芪、白术、茯苓、陈皮、荷叶、泽泻、厚朴、山楂、党参、薏苡仁、法半夏、甘草、桂枝、绞股蓝。

(2)湿热中阻:症见脘腹痞满,胃脘灼痛,口苦,恶心欲吐,嗳气吞酸,头身困重,怠惰嗜卧,便溏不爽,尿黄。舌淡红,苔黄腻,脉濡数或弦滑。中医治宜化湿清热。选用自制三黄茵陈膏,由茵陈蒿汤加减而成,基本用药:茵陈、田基黄、溪黄草、鸡骨草、柴胡、白芍、赤芍、泽泻、大黄、山楂、茯苓、白术、薏苡仁、厚朴、陈皮、甘草。

(3)湿瘀互结:症见形体肥胖,头晕目眩,胸脘痞满,痰多,腹胀纳呆,乏力倦怠,恶心欲吐,胁肋偶有刺痛,口渴不欲饮水,舌胖淡暗,边有齿痕及瘀斑,苔白厚或腻,脉濡缓。中医治宜燥湿化痰,健脾和胃。使用自制祛湿活血膏,基本用药:柴胡、茵陈、丹参、荷叶、绞股蓝、法半夏、山楂、决明子、赤芍、甘草、莪术、虎杖、黄芪、陈皮、茯苓、白术、薏苡仁、泽泻、猪苓。

(4)气滞血瘀:症见胸胁胀闷,走窜疼痛,急躁易怒,胁下痞块刺痛拒按,舌紫暗或有瘀斑瘀点,脉弦或涩。中医治宜活血化瘀,理气止痛。选用自制芪莪保肝膏,基本用药:黄芪、莪术、白术、茯苓、丹参、枸杞子、山

9　王玉衡,张海鸥. 非酒精性脂肪肝的中医药治疗进展[J]. 中医药通报,2014,13(4):64-66.

10　张征波,薛博瑜. 薛博瑜治疗非酒精性脂肪肝学术思想探析[J]. 辽宁中医杂志,2011,38(10):1992-1994.

茱萸、柴胡、三棱、陈皮、山药、鸡血藤、山楂、白芍、甘草、红花、鳖甲。

（5）脾虚痰瘀：主要症状为面色萎黄，食后腹胀，两胁胀痛、午后胀甚，倦怠乏力，大便稀溏，舌质淡胖，边有齿痕，脉细濡。治宜健脾化湿，消痰散瘀。基本用药：黄芪、白术、薏苡仁、茵陈、山楂、建曲、半枝莲、蚤休、皂角刺、桃仁、丹参。

3. 临证经验　肝气条达，气机通畅则气血运行，脾胃运化正常，痰瘀无从化生。本病病机，本虚标实，"虚则补之，实则泻之"，故周老认为治疗上以疏肝解郁、活血化瘀、健脾祛痰为基本大法，急则投清肝解毒之品，缓当减少苦寒之药，增加补肾之力，以求扶正祛邪，同时兼顾伴随症状；若兼有邪犯厥阴者，要注意清解疫毒，疏肝和络；兼有少阳胁痛者，要清热利湿，疏肝利胆；伴有肝风内动者，要平肝息风；伴有心悸胸闷者，要养心复脉；伴有消渴善饥者，要益气养阴；伴有月经不调者，要调理冲任等。

治疗脂肪肝，多加用荷叶、菊花、决明子、何首乌、枸杞子等中药。因决明子有润肠通便作用，便溏者则去此味药。《本草拾遗》载，荷叶"久食令人瘦"。现代药理研究表明，荷叶中所含的黄酮和生物碱具有明显的减肥及调节血脂作用[11]，菊花中所含的黄酮类化合物也具有降血脂、胆固醇的作用[12]；决明子中的苷类、蛋白质、多糖等成分可有效调节血脂，能抑制血清胆固醇的升高[13]；何首乌富含磷脂，能阻止胆固醇在肝内沉积[14]；枸杞子能加速肝内脂质转运，抑制肝内脂质合成，从而改善肝内脂质代谢[15]；丹参具有改善微循环、增加肝血流量作用，其煎剂对实验性动脉硬化的鼠及家兔有降脂作用，尤其是具有降低 TG 的作用，其机制可能是促进脂肪在肝中氧化从而降低肝中脂肪含量[16]。

11　邢毅. 荷叶碱的提取分离及荷叶提取物降血脂功能研究 [D]. 无锡：江南大学，2019.

12　王淑静，李源馨. 野菊花总黄酮降血脂作用的实验研究 [J]. 现代食品，2017（3）：123-125.

13　董玉洁，蒋沅岐，刘毅，等. 决明子的化学成分、药理作用及质量标志物预测分析 [J]. 中草药，2021，52（9）：2719-2732.

14　张磊，王世娇，王和生，等. 何首乌有效组分对调节胆固醇代谢作用的配伍研究 [J]. 时珍国医国药，2019，30（1）：37-39.

15　龚灿，热娜·卡斯木，衣不拉音·司马义，等. 新疆枸杞子对大鼠肝微粒体脂质过氧化损伤体外模型的影响 [J]. 新疆医科大学学报，2007，30（1）：40-42.

16　罗炬辉，陈友权，何德全，等. 丹参酮ⅡA 对动脉粥样硬化 C57 小鼠血脂水平的影响观察 [J]. 中国医药科学，2020，10（23）：38-40，49.

4. 医案

案① 滕某,女,32岁,2016年4月1日初诊。

主诉:乏力1年余。

症状:自诉1年来乏力懒言,月经延期,量少。有脂肪肝病史,体形肥胖,舌淡有齿痕,脉濡。

中医诊断:肝癖。

辨证:脾虚湿盛,气滞血瘀。

治法:健脾化湿,理气活血。

处方:当归10g、川芎10g、熟地10g、赤芍10g、丹参10g、泽泻10g、泽兰10g、决明子15g、威灵仙15g、羌活10g、姜黄10g、葛根15g、桂枝10g、薏苡仁15g、绞股蓝10g、丝瓜络10g、海风藤15g、甘草10g。7剂,水煎服,每日1剂。

二诊(2016年4月8日):乏力好转,诉眼睛干涩,时有皮肤瘙痒。舌淡有齿痕,边有瘀斑,脉濡。

处方:当归10g、川芎10g、赤芍10g、丹参15g、泽泻10g、泽兰10g、决明子15g、威灵仙15g、羌活10g、葛根15g、薏苡仁15g、绞股蓝10g、丝瓜络10g、海风藤15g、夏枯草15g、牡丹皮15g、刺蒺藜15g、甘草10g。10剂,水煎服,每日1剂。

三诊(2016年4月20日):乏力反复,以下肢明显,无皮肤瘙痒,舌淡有齿痕、苔白腻,脉濡。

处方:党参15g、白术15g、苍术10g、薏苡仁20g、萆薢15g、泽泻15g、牛膝10g、法半夏20g、陈皮15g、夏枯草15g、制何首乌10g、刺蒺藜10g、侧柏叶10g、皂角刺15g、威灵仙15g、甘草15g。10剂,水煎服,每日1剂。

四诊(2016年5月7日):乏力减轻,体重下降约2kg,舌淡有齿痕、苔白,脉缓。

处方:党参15g、白术15g、茯苓15g、当归15g、川芎15g、猪苓15g、土茯苓15g、泽泻15g、泽兰15g、薏苡仁10g、决明子15g、丹参15g、鸡血藤15g、海藻15g、夏枯草15g、盐牛膝15g。10剂,水煎服,每日1剂。

按语:周老认为,脂肪肝的基本病机在于肝失疏泄,气机不畅,肝血瘀滞;脾失健运,湿邪内生,痰浊内蕴;肾精亏损,阴伤气弱,痰瘀凝滞;病理基础在于痰凝、气滞、血瘀;涉及脏腑肝胆脾肾。证候特征在于本虚(脾气虚、肝肾亏损)标实(痰浊气郁血瘀)。临证需辨别其病机证型主次。其中脾失健运是基础,痰瘀互结是病变之结局。

上述方中白术、苍术,味苦、甘,性温,归脾、胃经,功效健脾益气,燥湿利水;赤芍,味苦、酸、甘,性微寒,归肝、脾经,功效养血活血柔肝。丹参味苦,微寒,归心、肝经,功效活血凉血,助赤芍活血。当归、川芎补血活血。葛根升阳止泻,生津止渴,又具解酒之功。桂枝通阳化气。泽泻淡渗、利湿、泄热,与葛根一升一降,调畅气机,升清降浊,使湿热之邪出下焦而解。姜黄、泽兰入肝、脾经行气活血,使经气调达,通经止痛。诸药合用,共达健脾活血、升清降浊之功效。另嘱患者注意饮食清淡,加强锻炼。

案②　郭某,男,45 岁,2017 年 5 月 5 日初诊。

主诉:脂肪肝病史 3 年,乏力、腰膝酸软半年。

症状:乏力,腰膝酸软,自汗,舌淡胖,脉沉。

中医诊断:肝癖。

辨证:脾肾两虚。

处方:黄芪 20g、白术 10g、白芍 10g、桂枝 6g、地骨皮 10g、桑叶 10g、酸枣仁 20g、浮小麦 30g、煅龙骨 30g、煅牡蛎 30g、熟地黄 20g、菟丝子 20g、山萸肉 18g、黄精 20g、女贞子 20g、墨旱莲 30g、牛膝 2g、枸杞子 20g、防风 6g、甘草 9g。14 剂,水煎服,每日 1 剂。

二诊(2017 年 5 月 21 日):腰膝酸软减轻,夜寐欠佳,易醒,舌淡胖,脉涩。

处方:珍珠母 20g、墨旱莲 15g、炒桃仁 10g、红花 10g、陈皮 10g、法半夏 10g、夏枯草 15g、丹参 15g、黄芪 15g、党参 15g、当归 15g、川芎 15g、熟地黄 15g、山茱萸 15g、淫羊藿 15g、巴戟天 15g、酒苁蓉 15g、女贞子 15g、鸡血藤 15g、甘草 10g。14 剂,水煎服,每日 1 剂。

三诊(2017 年 6 月 10 日):腰膝酸软减轻,不易入睡,口淡,胃纳减少,舌淡胖,脉沉。

处方:黄芪 20g、黄芩 15g、柴胡 15g、香附 10g、郁金 15g、苍术 10g、薏苡仁 20g、藿香 10g、砂仁 10g、枳壳 10g、厚朴 15g、附子 3g、肉桂 3g、细辛 3g、干姜 3g、淫羊藿 15g、补骨脂 10g、酸枣仁 20g、合欢皮 15g、石菖蒲 10g、远志 10g、炙甘草 10g。10 剂,水煎服,每日 1 剂。

四诊(2017 年 6 月 25 日):腰膝酸软,不易入睡,口淡腹胀,胃纳不香,舌淡胖,脉沉。

处方:黄芪 20g、黄芩 15g、香附 15g、郁金 10g、苍术 15g、薏苡仁 10g、藿香 20g、砂仁 10g、枳壳 10g、厚朴 10g、制附子 15g、肉桂 3g、细辛 3g、干

姜3g、淫羊藿15g、补骨脂10g、酸枣仁20g、合欢皮15g、石菖蒲10g、制远志10g、炙甘草10g、山楂15g、泽兰15g、山茱萸15g。10剂,水煎服,每日1剂。

五诊(2017年7月20日):腰膝酸软好转,乏力、睡眠改善,时有头晕,舌淡胖,脉濡。

处方:黄芪20g、党参15g、白术15g、茯苓15g、当归15g、熟地黄15g、白芍15g、郁金15g、丹参15g、泽兰15g、石决明15g、山楂15g、绞股蓝15g、麦冬20g、天麻10g、菊花15g、钩藤15g、山茱萸15g、补骨脂15g、炙甘草15g。14剂,水煎服,每日1剂。

六诊(2017年8月12日):腰膝酸软好转,时有乏力、口苦,舌胖苔薄黄,脉濡。

处方:茵陈15g、虎杖15g、垂盆草15g、白术15g、茯苓15g、黄芪20g、党参20g、白芍15g、木瓜15g、郁金15g、山茱萸15g、淫羊藿15g、巴戟天10g、酸枣仁50g、麦冬30g、炙甘草15g。14剂,水煎服,每日1剂。

七诊(2017年9月20日):腰膝酸软好转,乏力眼花,口干口苦,夜寐欠佳,舌胖苔薄黄,脉濡。

处方:茵陈20g、虎杖20g、连翘15g、防风10g、荆芥10g、桑白皮10g、桔梗10g、白芍15g、枳壳10g、柴胡15g、黄芩15g、党参15g、白术15g、茯苓15g、淫羊藿15g、山茱萸15g、麦冬30g、甘草15g、酸枣仁50g、琥珀3g。14剂,水煎服,每日1剂。

按语: 周老认为脂肪性肝病其病位在肝,涉及脾、肾两脏。肝、脾、肾亏虚为本,痰、湿、瘀蓄积为标。治标容易,治虚难,需要疗程较长。该患者以补益脾肾治本,以祛湿疏肝治标,前后近4个月,方得收效。

案③　马某,男,34岁,2018年5月20日初诊。

主诉:发现脂肪肝3年余,时有乏力2个月。

症状:乏力,腰膝酸软,情志不舒,舌淡,苔薄黄,脉弦细。

中医诊断:肝癖。

辨证:肝郁脾虚证。

治法:疏肝行气活血,兼养阴清热。

处方:柴胡10g、白芍15g、赤芍10g、枳壳10g、决明子15g、丹参15g、鸡血藤15g、泽泻15g、姜黄10g、荷叶10g、山茱萸10g、淫羊藿10g、枸杞子15g、甘草10g。14剂,水煎服,每日1剂。

二诊(2018年6月10日):仍乏力,腰膝酸软,夜寐欠佳,舌淡,苔薄黄，脉弦细。

处方：黄芪 20g、白术 15g、茯苓 15g、白芍 15g、丹参 15g、鸡血藤 15g、决明子 15g、合欢皮 15g、泽泻 15g、泽兰 15g、山茱萸 15g、淫羊藿 15g、枸杞子 15g、甘草 10g。

三诊（2018 年 6 月 26 日）：乏力减轻，难入睡，口干口苦，尿黄，舌红，苔腻，脉弦细。

处方：黄芪 15g、党参 10g、白术 10g、茯苓 10g、薏苡仁 15g、泽泻 15g、泽兰 15g、龙胆 10g、栀子 10g、远志 5g、石菖蒲 10g、酸枣仁 30g、合欢皮 20g、甘草 10g、黄连 10g。10 剂，水煎服，每日 1 剂。

四诊（2018 年 7 月 15 日）：腰膝酸软，口干口苦，夜寐欠佳，舌红，苔黄，脉弦。

处方：柴胡 10g、黄芩 10g、枳壳 10g、白术 15g、苍术 15g、茯苓 15g、薏苡仁 15g、鸡血藤 15g、泽泻 15g、麦冬 10g、黄芪 15g、党参 15g、当归 15g、山茱萸 15g、淫羊藿 15g、甘草 10g、茵陈 15g。10 剂，水煎服，每日 1 剂。

五诊（2018 年 7 月 27 日）：腰膝酸软减轻，口干口苦减轻，夜寐好，纳少，舌淡，苔黄，脉弦。

处方：黄芪 15g、党参 15g、白术 15g、茯苓 15g、山药 15g、陈皮 10g、木香 10g、郁金 15g、麦芽 15g、茵陈 15g、虎杖 15g、黄芩 15g、栀子 15g、淫羊藿 15g、山茱萸 15g、女贞子 15g、枸杞子 15g、鸡血藤 15g、甘草 10g。10 剂，水煎服，每日 1 剂。

六诊（2018 年 8 月 15 日）：腰膝酸软减轻，无口干口苦，夜寐好，纳少，舌淡胖，苔白，脉弦。

处方：黄芪 20g、党参 15g、白术 15g、茯苓 15g、佩兰 10g、藿香 10g、法半夏 10g、陈皮 10g、淫羊藿 15g、建曲 10g、甘草 5g。14 剂，水煎服，每日 1 剂。

七诊（2018 年 9 月 3 日）：上腹胀，无口干口苦，夜寐好，胃纳增多，舌淡胖，苔白，脉弦。

处方：柴胡 14g、枳壳 10g、苍术 10g、黄芪 15g、薏苡仁 20g、扁豆 15g、茯苓 15g、泽兰 15g、丹参 15g、芡实 20g、桂枝 10g、干姜 5g、黄芩 10g、甘草 10g。14 剂，水煎服，每日 1 剂。

按语：该患者最突出的症状是乏力，腰膝酸软，结合舌脉，辨证为肝郁脾虚证。肝郁日久化火，郁火耗伤阴津，另一方面又可迫津外泄而终成阴虚，故出现腰膝酸软。故用枸杞子、山茱萸等补益肝肾之阴；用党参、茯苓、薏苡仁健脾益气、淡渗利湿；柴胡、郁金、枳壳疏肝清热；丹参、鸡血藤等养血活血化瘀。全方以养阴柔肝扶正为主，兼顾理气开郁、清利湿热以祛邪。周老师在治疗此患者过程中，用药轻灵，益气用黄芪、党参，养阴常用枸杞子、山茱萸等，利湿用薏苡仁、茯苓等健脾渗湿之品，很少用苦寒攻伐之品，并常用淫羊藿适度温阳扶正以助运化。全方重在扶正疏导，强调恢复肝脾的正常运化功能，取得较好疗效。

附：周老相关中医治疗的现代临床研究

祛湿活血膏治疗 NAFLD 的临床疗效显著　回顾性收集 2016 年 11 月—2017 年 7 月至广西中医药大学附属瑞康医院肝病科门诊及住院病房诊治的 NAFLD 患者共 240 例。其中男性患者 155 例，女性患者 85 例，平均年龄 47.5 岁（18～79 岁）。240 例患者中返院复查肝脏瞬时弹性成像（Fibrotouch）的有 35 例，其中符合中医诊断标准、辨证痰瘀互结为主证，并服用祛湿活血膏治疗的患者 27 例。根据治疗 3 个月为足疗程，27 例患者中 2 例治疗时间为 2 个月，2 例治疗时间为 1 个月，另外有 5 例患者治疗前的肝脏瞬时弹性成像检测脂肪衰减指数（FAP）值为阴性，未返院复查相关生化检查的患者有 5 例，所以最后纳入中药治疗研究的病例共为 13 例，比较治疗前后的肝脏瞬时弹性成像检测值、生化指标及临床疗效[17]。

所收集的 13 例经祛湿活血膏治疗 3 个月的 NAFLD 患者，FAP、TG 与治疗前比较，有显著统计学差异（P 值均 < 0.05），治疗后的肝脏硬度值、谷丙转氨酶、谷草转氨酶、谷氨酰转移酶、总胆固醇与治疗前无明显变化，差异无统计学意义（P 值均 > 0.05），见表 10。

表 10　治疗前后脂肪衰减值及生化指标改善情况

指标	治疗前（n=13）	治疗后（n=13）	t/Z 值	P 值
脂肪衰减指数	（282.03 ± 27.47）dB/m	（244.35 ± 18.14）dB/m	4.127	0.000
总胆固醇	（4.61 ± 1.26）mmol/L	（4.23 ± 1.15）mmol/L	0.768	0.451
谷草转氨酶	（22.85 ± 7.57）U/L	（24.15 ± 9.24）U/L	−0.395	0.696
谷氨酰转移酶	33.00U/L（17.00U/L，123.00U/L）	35.00U/L（15.00U/L，82.00U/L）	−0.488	0.626

[17] 吴银凤. Fibrotouch 在 NAFLD 诊断中的应用及祛湿活血膏治疗 NAFLD 的疗效评价 [D]. 南宁：广西中医药大学，2018.

续表

指标	治疗前（n=13）	治疗后（n=13）	t/Z 值	P 值
甘油三酯	1.62mmol/L （0.80mmol/L，4.14mmol/L）	1.40mmol/L （0.92mmol/L，2.94mmol/L）	3.835	0.030
谷丙转氨酶	28.00U/L （17.00U/L，91.00U/L）	32.00U/L （15.00U/L，98.00U/L）	-0.591	0.555
肝脏硬度值	8.2kPa （5.40kPa，24.30kPa）	7.9kPa （5.70kPa，25.50kPa）	-0.436	0.663

祛湿活血膏治疗 NAFLD 的临床疗效评价，13 例患者经祛湿活血膏治疗后，利用肝脏瞬时弹性成像进行复查，对比治疗前后的 FAP 值，其中显效 4 例，有效 6 例，无效 3 例，总有效 10 例，总有效率为 76.92%，见表 11。

表 11　治疗后的临床疗效

组别	数量	显效	有效	无效	总有效率
治疗组	13	4	6	3	76.92%

（三）肝癌

肝癌多为正气亏虚，气血津液运行不畅，血瘀痰湿，郁久形成肿块。该病虚实夹杂，以正气亏虚为本，气滞、血瘀、痰浊、热毒等邪气盛为标。肝癌归属于"肝积""肝岩""积聚""臌胀"等范畴。

1. 中医病因病机

（1）正气亏虚：体质壮实的人不易罹患肝癌，而一般来说，肝癌患者的体质状态相对较弱。周老认为，肝癌发生发展的内在条件是正气亏虚，内生癌毒及病理产物的积聚也是由于正气亏虚导致。因此，肝癌的发生发展与正气亏虚（脏腑阴阳气血亏虚）存在着不可分割的密切联系。而肝癌的复发转移与正气亏虚也存在着重要的关系，肝癌的产生会影响机体气机的运行，而且肝癌肿块的生长也会耗散机体的精气，会使机体正气亏虚，更加无力制约肿瘤的生长复发以及转移。

（2）肝脾失调：肝与脾在生理上存在着乘侮关系，肝气郁结则会影响脾气的运化，脾气虚弱，则肝木乘之，而脾虚湿滞，也会进一步影响肝气的疏泄，而在肝癌的发生发展过程中，患者肝脾失调也同样存在。肝癌患者会出现食欲不振、面色萎黄、身形消瘦、便溏等症状，皆与脾有关。周老认为治疗肝癌应肝脾同治,肝癌的病位在肝与脾,肝气郁结、脾气亏虚是肝癌产生的重要机制。肝癌日久会进一步加重脾虚,同时认为肝气郁结也是肝癌发生的重要因素。肝郁血瘀是肝癌的基本病机,应采用疏肝化瘀的治疗原则。

（3）癌毒内生:火热、血瘀、痰浊等病理产物杂合为癌毒。中医认为瘀、毒、虚是肝癌的基本病变,瘀毒互结、脾肾亏虚、邪实正虚互为因果。

2. 分型论治

（1）肝气郁结:症见右胁部胀痛,右胁下肿块,胸闷不舒,善太息,纳呆食少,时有腹泻,舌苔薄腻,脉弦。治法:疏肝健脾,活血化瘀。方选柴胡疏肝散加减。

（2）气滞血瘀:症见右胁疼痛较剧,如锥如刺,入夜更甚,甚至痛引肩背,右胁下结块较大,质硬拒按,或同时见左胁下肿块,面色萎黄而黯,倦怠乏力,脘腹胀满,甚至腹胀大,皮色苍黄,脉络暴露,食欲缺乏,大便溏结不调,舌质紫暗有瘀点瘀斑,脉弦涩。治法:行气活血,化瘀消积。方选复元活血汤加减。若转为臌胀之腹胀大,皮色苍黄,脉络暴露者,加甘遂、大戟、芫花攻逐水饮。

（3）湿热聚毒:症见右胁疼痛,甚至痛引肩背,右胁部结块,身黄目黄,口干口苦,心烦易怒,食少厌油,腹胀满,便干溲赤,舌质红,苔黄腻,脉弦滑或滑数。治法:清热利胆,泻火解毒。方选茵陈蒿汤加减。

（4）肝阴亏虚:症见胁肋疼痛,胁下结块,质硬拒按,五心烦热,潮热盗汗,头晕目眩,纳差食少,腹胀大,甚则呕血、便血、皮下出血,舌红少苔,脉细而数。治法:养血柔肝,凉血解毒。方选一贯煎加减。肝阴虚日久可及肾阴,进而可阴损及阳而见脾肾两虚,临床见形寒怯冷、腹胀大、水肿、腰膝酸软等症,可用金匮肾气丸温补肾阳为主方加减化裁。

3. 临证经验　周老认为肝癌患者的病机特点是正气亏虚为本,气、血、湿、热、瘀、毒互结为标,虚实错杂,癌肿局部郁而化热,痰瘀互结,而患者脾肾不足的证候特点又非常明显,补益药物均可能助热生痰,因此治疗相互矛盾,较为困难。故治疗上以扶正祛邪、标本兼治为原则,以恢复肝主疏泄之功能,则气血运行流畅,湿热瘀毒之邪有出路,从而减轻和缓解病情。

治标之法常用疏肝理气、活血化瘀、清热利湿、泻火解毒、消积散结等法,尤其重视疏肝理气的合理运用;治本之法常用健脾益气、养血柔肝、滋补阴液等法;要注意结合病程、患者的全身状况处理好"正"与"邪"、"攻"与"补"的关系,攻补适宜,治实勿忘其虚,补虚勿忘其实。还当注意攻伐不宜太过,否则虽可图一时之快,但耗气伤正,最终易致正虚邪盛,加重病情。

在辨证论治的基础上应选用具有一定抗肝癌作用的中草药,以加强治疗的针对性。如清热解毒类的白花蛇舌草、半枝莲、半边莲、拳参、苦参、蒲公英、重楼、野菊花、肿节风、夏枯草等;活血化瘀类的大蓟、鬼箭羽、䗪虫、虎杖、丹参、三棱、水红花子、水蛭等;软坚散结类的海藻、夏枯草、牡蛎等。

4. 医案

案①　黄某,男,55岁。2016年5月15日初诊。

主诉:肝区疼痛伴有腹胀3个月余。

现病史:既往有慢性乙型肝炎病史20余年。近3个月来肝区疼痛伴有腹胀,乏力明显,纳呆,尿少,大便偏稀,睡眠差,曾行肝癌切除术,术后病理诊断为肝细胞癌、肝硬化。舌红苔白,脉沉细。

辅助检查:2016年4月27日腹部CT提示,右肝占位术后复发及肝脾转移;双肺转移瘤,右侧胸腔积液。

中医诊断:肝岩。

辨证:气滞血瘀,肝郁脾虚。

西医诊断:乙肝肝硬化代偿期,肝癌。

治法:软坚散瘀,疏泄肝胆。

处方:茵陈15g、板蓝根15g、牡丹皮10g、白芍10g、赤芍10g、丹参15g、柴胡15g、黄芪30g、北沙参30g、泽泻15g、半枝莲15g、太子参30g、生地黄15g、知母15g、首乌藤30g、鳖甲10g、玄参15g。14剂,水煎服,每日1剂,早晚温服。

二诊(2016年6月1日):肝区疼痛、乏力减轻。纳一般,大便仍稀。处方:去牡丹皮,加山药15g、陈皮15g、茯苓30g。21剂,水煎服,每日1剂,早晚温服。

三诊(2016年6月25日):服药3周后患者出现咳嗽,少痰,咽痛,大便不成形。处方:前方去白芍、板蓝根、赤芍、知母、鳖甲,加川贝母10g、桔梗10g、钩藤15g、桑白皮15g、黄连10g、苍术10g、百部10g。20剂,水煎服,每日1剂,早晚温服。

四诊(2016年7月13日):患者药后咳嗽仍有,腹胀加重,腹水增多,大便好转成形。处方:前方去茵陈、生地黄、黄连、苍术,加大腹皮15g、白茅根30g、猪苓15g、冬瓜皮30g、通草6g。共14剂,水煎服,每日1剂,早晚温服。

五诊(2016年8月1日):腹水较前减少,但腹胀明显。处方:前方去大腹皮、通草,加枳壳10g。21剂,水煎服,每日1剂,早晚温服。

六诊（2016年9月10日）：患者药后腹胀减轻，腹水减少，咳嗽基本消失。处方：前方去川贝母，加苍术10g、藿香10g、砂仁6g、党参15g。14剂，水煎服，每日1剂，早晚温服。

七诊（2016年11月15日）：患者药后肝区痛愈，腹水消，胃纳不馨，双膝不适。处方：前方去藿香、冬瓜皮，加厚朴10g、木瓜15g、怀牛膝15g、骨碎补15g、桂枝10g。14剂，水煎服，每日1剂，早晚温服。

按语：周老认为，肿瘤病人多由于正虚邪实，脏腑功能紊乱，气血生化之源不足，加上七情郁结，日久痰湿阻滞经络，气滞血瘀，聚结不散，遂发为肿瘤。患者病程日久，湿即水气，病则壅，壅则伤气，气虚不运，则发腹胀；湿热不清，脾为湿困，脾虚运化受阻，故见纳呆；脾主四肢，脾为湿困，易生倦怠乏力。本病不可单纯以虚论治，应施扶正祛邪之法，采用软坚散瘀、疏泄肝胆之法。

本患初诊用茵陈、板蓝根、半枝莲、泽泻清肝利湿解毒；生地黄、玄参清热凉血，解毒养阴；丹参、牡丹皮养血活血，除血分热邪；白芍、赤芍柔肝活血敛阴；黄芪补气健脾；北沙参养阴清肺，益胃生津；太子参益脾气、养胃阴；知母既能清泄肺胃之火，又能滋养肺肾之阴；首乌藤养心安神；鳖甲软坚散结。

此后数诊，随证进退，灵活化裁：或加健脾利水、理气宽中之品；或增泻肺平喘、化痰止咳之药。巧施藿香、砂仁以芳香化浊；妙用牛膝、骨碎补以补肾强骨。辨证选药，若合符节，值得我们深入研究。

案②　罗某，男，41岁，2018年10月11日初诊。

主诉：右胁胀痛1个月。

病史：右胁胀痛，伴乏力，腰膝酸软，纳少，夜尿频，舌淡，苔少，脉弦细。外院确诊原发性肝癌、乙肝肝硬化，曾行介入治疗。

诊断：肝岩。

辨证：脾肾不足。

治法：健脾补肾。

处方：党参15g、当归15g、灵芝15g、白术15g、茯苓15g、黄精15g、砂仁10g、鸡内金10g、炒麦芽15g、熟地15g、山茱萸15g、淫羊藿15g、补骨脂15g、菟丝子15g、桑椹15g、白花蛇舌草20g、龙葵20g、益母草15g、枸杞子15g、黄芪30g、甘草10g。15剂，水煎服，每日1剂，早晚温服。

二诊（2018年10月26日）：患者诉胁痛减轻，纳差，食后腹胀，夜间难以入睡，腰膝酸软，舌脉同前。

处方：黄芪20g、党参15g、柴胡15g、郁金15g、香附10g、枳壳10g、半夏 10g、麦芽 10g、鸡内金 10g、竹茹 10g、紫苏梗 10g、首乌藤 15g、合欢皮 15g、酸枣仁 10g、山茱萸 15g、补骨脂 15g、淫羊藿 15g、枸杞子 10g、甘草 10g。10 剂，水煎服，每日 1 剂，早晚温服。

三诊（2018 年 11 月 1 日）：患者诉胁痛减轻，胃纳稍增，仍腹胀，寐差。

处方：黄芪 20g、党参 15g、柴胡 15g、郁金 15g、香附 10g、枳壳 10g、半夏 10g、麦芽 10g、鸡内金 10g、紫苏梗 10g、首乌藤 15g、合欢皮 15g、山茱萸 15g、补骨脂 15g、淫羊藿 15g、枸杞子 10g、甘草 10g、夏枯草 15g、石菖蒲 15g、远志 10g、白芍 20g。10 剂，水煎服，每日 1 剂，早晚温服。

按语：慢性肝病病程较长，耗伤精气，因此也常常在临床出现腰膝酸软的症状。《医宗必读》中谓"东方之木，无虚不可补，补肾即所以补肝"。周老师推崇仲景"阴阳同求"的思想，在临床上常常使用"阳中取阴，水中求火"的理论进行治疗。除了肝肾同源，肝木和脾土在生理上处于制约平衡的相克关系，一旦失于平衡必然相互影响。肝主疏泄，主宰脾胃气机的升降，肝病则脾气不升、胃气不降，脾胃消化功能失调在肝病患者中最为多见。周老临证常常应用茯苓、陈皮、半夏、鸡内金、麦芽等健脾和胃。周老认为，人以胃气为本，土生万物，木得土荣。该患者病史迁延时间较长，且除了肝病症状外伴有明显腰酸腿软，使用补骨脂、淫羊藿补益元阳；枸杞子、桑椹滋阴补肾、养血填精。同时予党参、茯苓、白术，四君子汤减甘草补益脾气，加鸡内金进一步健脾宽中。针对患者寐差，周老选择同样入肝经的合欢皮、首乌藤，在安神的同时安养肝胆。

附：周老相关中医治疗的现代临床研究

蒿栀清肝丸联合射波刀治疗中晚期原发性肝癌（湿热聚毒证）60 例的临床观察　选取 2013 年 2 月至 2014 年 8 月间，在广西中医药大学附属瑞康医院经增强 CT 检查明确为原发性肝癌（湿热聚毒证）并同意射波刀和口服中药丸剂治疗患者 60 例，随机将其分为治疗组和对照组，每组 30 例。对照组给予"射波刀 + 对症治疗"；治疗组给予"射波刀 + 对症治疗 + 蒿栀清肝丸"。蒿栀清肝丸方药组成：鲜青蒿 100g、栀子 15g、厚朴 10g、薏苡仁 15g、柴胡 10g、延胡索 15g、半枝莲 15g、甘草 8g、党参 10g。上药除鲜青蒿外打成细粉，将鲜青蒿捣碎，和入药粉中，加入少量淀粉和清水，制成丸剂。每丸重 5g，早、中午各服 1 丸，温水送服，连服并随访 1 年，服药结束后观察并比较两组患者中医症候积分、客观疗效、生活质量，随访 1 年并比较观察患者的死亡率[18]。客观疗效评价采用实体瘤的疗效评价标准，CR：所有目标病灶消失；PR：基线病灶长径总和缩小 30%；SD：基线病灶长径总和有缩小但未达 PR 或有增加但未达 PD；PD：基线病灶长径总和增加 20% 或出现新病灶。总体改善率 =（CR+PR+SD）/（CR+PR+SD+PD）× 100%。

（1）中医症候积分比较：比较治疗前后两组患者中医症候积分，治疗组有效率为 87%，对照组有效率为 70%，经统计学处理后，治疗组和对照组治疗前后中医症候积分变化存在差异（$P < 0.05$），治疗组优于对照组，说明在中医症候改善方面，蒿栀清肝丸组有一定的优势，具体见表 12。

表 12　中医症候积分比较

组别	例数	痊愈	显效	有效	无效	有效率	P 值
治疗组	30	2	9	15	4	87%	0.044
对照组	30	1	4	16	9	70%	

（2）客观疗效：经比较统计学处理，两组患者在实体瘤的疗效评价方面存在差异（$P < 0.05$），治疗组优于对照组，说明蒿栀清肝丸联合射波刀可以有效抑制肿瘤生长，具体见表 13。

表 13　客观疗效比较

组别	CR	PR	SD	PD	总体改善率	P 值
治疗组	5	10	11	4	87%	0.025
对照组	5	6	4	15	50%	

（3）生活质量：经统计学处理，治疗组和对照组在生活质量积分改善上存在差异（$P < 0.05$），治疗组好于对照组，说明在改善患者生活质量上蒿栀清肝丸有一定的疗效，具体见表 14。

表 14　生活质量比较

组别	生活治疗积分		干预前后积分差值	P 值
	干预前	干预后		
治疗组	34.60 ± 8.08	31.80 ± 8.08	−1.88 ± 7.58	0.012
对照组	34.60 ± 8.08	20.85 ± 12.75	−13.77 ± 5.01	

---

[18] 盛庆寿,郭洪武,王淼,等.蒿栀清肝丸联合射波刀治疗中晚期原发性肝癌(湿热聚毒证)60 例的临床观察 [J].世界最新医学信息文摘,2016,16(11):77-78,80.

（4）死亡率：经统计学处理，治疗组和对照组在死亡率上存在差异，治疗组低于对照组，治疗组肝癌患者在单位时间内的存活率优于对照组，具体见表15。

表15　单位时间内死亡率比较

组别	总数	健在人数	死亡人数	死亡率	P值
治疗组	30	23	7	23%	0.032
对照组	30	15	15	50%	

综上所述，患者在实体瘤的疗效评价、中医症候改善、生活质量积分、单位时间死亡率上，蒿栀清肝丸联合射波刀组都优于单用射波刀组。说明蒿栀清肝丸联合射波刀可延长患者寿命，提高患者生活质量。

（四）肝硬化腹水

腹水是肝硬化的常见并发症，是肝硬化由代偿期转为失代偿期的一个主要标志。现代医学以保肝、利尿等对症治疗为首选方法，取得一定疗效，但复发率高，疗效不满意。肝硬化腹水属于中医学"肝水""臌胀"范畴。中医药治疗臌胀经验丰富，疗效确切，具有独特优势。

1. **中医病因病机**　肝体阴用阳，其性刚强，主升主动，主全身气机的条达舒畅。肺主宣发肃降、脾主运化、肾主水，全赖肝主疏泄功能的调节。肝主疏泄功能正常，气机畅达，三焦通利，则水液正常敷布；若肝失疏泄，气机运行不畅，三焦水道不利，则水液敷布障碍。水液停则气机滞，而气滞又加重水阻，最终导致肝水的发生。肝病使其脏腑功能失调，气机阻滞，经脉不利，肺脾肾三脏有关水液代谢作用随之失调，从而出现腹水或水肿等症。仲景在《金匮要略》中设专篇论述，从五脏证候特点出发提出"肝水"之名。原文指出"肝水者，其腹大，不能自转侧，胁下腹痛，时时津液微生，小便续通"。古之肝水多属今之臌胀范畴，因此肝水的症状在臌胀中的描述较完整。起病之初多有胁肋胀痛、脘腹胀满、腹痛泄泻、眼花干涩、鼻衄肌衄、爪甲失枯、脉象多弦等症；随着病情加重，上述症状也随之加剧，最终出现小便难、肢肿、腹大、不能转侧等症。周老认为，臌胀病的病因有外伤和内伤因素，外伤的主要因素是酒食不节、虫毒感染等，内伤的主要因素是情志所伤、病后续发等。病位在肝、脾、肾三脏。基本病理因素为气滞、水停、血瘀三者相互为患。

（1）饮食不节：饮酒过度，损伤脾胃，运化无权，湿热内生，蕴聚中焦，日久成瘀，遂成臌胀。《景岳全书·杂证谟》载："少年纵酒无节，多成水鼓。"

（2）情志不遂：情志郁结，肝失疏泄，气机阻滞，气滞血瘀，日久而成臌胀，或肝失疏泄，横逆犯脾，脾失健运，水湿内停。气滞、血瘀、水停三者互结于中焦，日久而成臌胀。《诸病源候论·水肿病诸候》曰："此由水毒气结聚于内，令腹渐大，动摇有声，常欲饮水，皮肤粗黑，如似肿状，名水蛊也。"

（3）劳欲过度：劳欲过度，损伤脾肾，脾伤则运化失司，不能运化水谷；肾伤则运化不行，不能温化水谷，均导致气血不足，水湿滞留。水湿、气血凝滞交阻日久而成臌胀。《格致余论》云："房劳致虚……遂成胀满，《经》曰臌胀是也。"

（4）气滞血瘀水停：气为血帅，气行则血行，气滞则血停，血不利而为水。肝失疏泄，气机阻滞，日久由气及血，气滞则血停，络脉瘀阻，导致气、血、水结于腹中而成臌胀。或肝气横逆，克伐脾胃，脾失健运，水液代谢失衡，湿浊内生，水湿内停，气、血、水壅结而成臌胀。

（5）病后续发：凡因他病损伤肝脾，导致肝失疏泄，脾失健运，均有续发臌胀的可能。如黄疸，湿邪蕴阻中焦，气机不畅，气滞血瘀，络脉瘀阻，水湿滞留，水湿、气血凝滞交阻日久而成臌胀。

2. 分型论治　周老认为临床常各型兼见，需辨证施治，灵活处理。

（1）气滞水停：症见腹大坚满，叩之如鼓，两胁胀满，胁痛走窜不定，饮食减少，食后作胀，嗳气不适，小便短少。舌质淡红，苔白腻，脉弦。中医治宜疏肝理气，行水散满。方选柴胡疏肝散合胃苓汤加减。药用：柴胡、枳壳、芍药、甘草、香附、川芎、茯苓、苍术、陈皮、白术、官桂、厚朴、泽泻、猪苓、生姜、大枣。腹胀明显者，加大腹皮、莱菔子、木香；两胁胀满疼痛者，加郁金、延胡索、苏木。

（2）脾虚水停：症见腹大胀满，按之如囊裹水，乏力，食欲不振。面色萎黄，颜面、下肢浮肿，小便短少，大便溏薄。舌苔白滑或白腻，脉缓。中医治宜温中健脾，行气利水。方选四君子汤合实脾饮。药用：人参、白术、茯苓、炙甘草、附子、干姜、厚朴、木香、草果、槟榔、木瓜、生姜、大枣。湿浊中阻，恶心呕吐者，加陈皮、竹茹；肢体沉困，小便短少者，加车前子、泽泻。

（3）湿热水停：症见腹大坚满，脘腹撑急，腹痛拒按，身目发黄，口干、口苦，渴不欲饮，小便短黄，大便秘结或溏垢。舌质红，苔黄腻，脉弦滑或数。中医治宜清热利湿，攻下逐水。方选中满分消丸合茵陈蒿汤加减。药用：厚朴、枳实、黄芩、黄连、知母、法半夏、陈皮、茯苓、猪苓、泽泻、砂仁、干姜、姜黄、人参、白术、甘草。小便赤涩不利者，加滑石、通草；下肢浮肿明显者，加车前草、赤小豆。

（4）血瘀水停：症见腹大如鼓，腹壁青筋暴露，胁肋刺痛，固定不移，面色黧黑，面颈胸臂有丝状血痣，肌肤甲错，渴不欲饮。舌质紫红或有瘀斑，苔白润，脉细涩。中医治宜活血化瘀，行气利水。方选调营饮或膈下逐瘀汤。药用：川芎、赤芍、大黄、莪术、延胡索、当归、瞿麦、槟榔、葶苈子、赤茯苓、桑白皮、大腹皮、陈皮、官桂、细辛、甘草、五灵脂、桃仁、牡丹皮、乌药、香附、红花、枳壳。胁下痞块，刺痛明显者，加丹参、鳖甲；腹水顽固不消，可加益母草、泽兰、水红花子。

（5）脾肾阳虚水停：症见腹大胀满，形似蛙腹，腹胀早轻暮重，形寒肢冷，面色㿠白，肢体浮肿，腰膝酸软，腹中冷痛。舌质淡胖，或有齿痕，苔薄白润，脉沉弦。中医治宜温补脾肾，化气利水。方选附子理中丸合五苓散。药用：制附片、干姜、人参、白术、甘草、桂枝、茯苓、泽泻、猪苓等。大便溏泻者，加山药、扁豆、砂仁；腹中冷痛者，加乌药、小茴香、荔枝核。

（6）肝肾阴虚水停：症见腹大胀急，腰膝酸软，目睛干涩，面色晦暗，牙龈出血，口燥咽干，五心烦热。舌质红绛少津，苔少或花剥，脉弦细数。中医治宜滋养肝肾，化浊利水。方选一贯煎合猪苓汤。药用：沙参、麦冬、当归、生地黄、枸杞子、川楝子、猪苓、茯苓、泽泻、阿胶、滑石。鼻衄、齿衄，阴虚内热者，加女贞子、墨旱莲、茜草、仙鹤草。

3. 临证经验　周老根据其对臌胀病因病机的认识和诊疗实践的经验，结合现代医学对肝硬化腹水形成机制的认识，认为益气扶正、活血化瘀、改善肝血循环是治疗肝硬化腹水的关键，提出了"益气扶肝，活血利水"肝硬化腹水的治疗大法。并以自拟益气健脾、化瘀利水的"芪莪饮"（药物组成：黄芪、白术、莪术、泽兰、丹参、猪苓、车前子等）为基本方，辨证加减治疗各型肝硬化腹水取得较好的效果。

周老认为，臌胀为本虚标实之病症，其虚乃正气虚极，其实乃由虚致实，脾气虚、肝血瘀阻是其本，水湿内停为其标。气为血帅，血的运行要依靠气的推动，气虚则血无以行，水无以化，故"芪莪饮"方中重用益气代表药物黄芪作为君药大补其气，使气足血行而水化。现代药理研究证明，黄芪能明显增强机体免疫能力，促进细胞增殖，促进血液循环，并具有明显的利尿作用；选用白术健脾益气，既增强黄芪的益气作用，同时顾护脾胃，防止肝木进一步乘侮脾土，取意于"见肝之病，知肝传脾，当先实脾"之旨；肝硬化乃病程迁延日久之病，肝络受损严重，肝血循环障碍，肝血瘀阻明显，故选用莪术、泽兰、丹参活血化瘀，疏通血脉，并能抗肝纤维化；猪苓淡渗利湿，利水消肿，同时有提高机体免疫功能的作用；车前子温阳化气利水，两药均利水而不伤阴，且车前子含钾量高不易出现低钾血症。诸药合用共奏益气健脾、化瘀利水之效。临床还应随证加味运用。若仍有湿热蕴结之黄疸，加茵陈，此为"退黄要药"，加蒲公英清热解毒、利湿，两药合用，使湿热从小便而去；寒湿中阻重用白术，加附子温肾健脾和胃，增进食欲；脾肾阳虚加附子、干姜温补脾肾，祛寒散邪；肝肾阴虚加山萸肉补肝肾之阴而达到养肝血的目的，加枸杞子、生地益肝柔肝，三药合用，滋阴养血生津；气血亏虚加党参、何首乌、鸡血藤。总之，"芪莪饮"组方之意，既能益气培土利水，又不致耗伤气阴。

　　肝硬化腹水的治疗，以扶正解毒利水为主，慎用攻破。湿热疫毒久犯肝脾，阻滞肝络，瘀血停于肝内，而成积聚；或脾胃虚弱，气血生化不足，或肝肾阴亏，肝体失却气血、阴液滋养，日久枯萎硬化。因此，在肝硬化形成过程中，常伴倦怠乏力、面色苍黄晦滞、形瘦、纳差等脾虚征象；舌质瘀紫、肝掌、血管痣、面及胸部赤缕等血瘀肝络之象；腰膝酸软、头晕目涩、口干舌红等肝肾阴亏征象；以及黄疸、尿黄、口苦、舌苔黄腻等湿热内蕴之征。"血不利则为水"，肝硬化晚期，常腹大如鼓，青筋显露，罹患臌胀。若瘀热伤及血络，病人则呕血、衄血、便血等，甚则疫毒攻心，而神昏谵语。病至此时，虚实错杂，虚为气虚、阴血亏虚，实有湿热疫毒、瘀血、水湿、癥积。治疗首重扶助正气，健脾益气养血，用四君子汤、八珍汤、当归补血汤，滋养肝肾用一贯煎、六味地黄丸。疫毒阻络而成瘀积，祛邪宜注重解毒，若属热毒内结，药选白花蛇舌草、半枝莲、制大黄等；若属瘀毒互结，药选牡丹皮、赤芍、丹参等，或配伍牡蛎、炙鳖甲软坚散结；若属湿毒困脾，药用茵陈、虎杖、苍术、厚朴等，或合用五苓散、胃苓汤，兼阴虚者选用猪苓汤。周老指出，病至肝硬化，正气已虚赢，此时当治病留人，不可徒祛邪而更伤正。苦寒之品易伤阳气，又易化燥伤阴，故清热解毒药不宜过多，量不宜大；理气逐瘀不宜猛攻，以防辛温香窜而动血耗血；逐水不宜峻下，留一分正气，便有一分生机。

　　另外，中医外治治疗，如针灸、穴位贴敷、中药灌肠、足浴疗法等广泛应用于临床，疗效肯定，周老认为值得推广。中药贴敷可以将膏药直接贴于患处或固定穴位，通过经络的联通作用可有效缓解临床症状，且不需要经过肝肾的代谢，安全性高，副作用少。中药灌肠，是指通过直肠给药，药物经过黏膜吸收入血,从而发挥局部治疗或全身治疗的作用。现代医学已经证实,直肠周围有丰富的动静脉丛,直肠黏膜也具有很强的吸收能力,直肠给药远在汉代已经有相关的记载描述,现已广泛应用于临床。针灸治疗是中国传统医学最重要的疗法之一,具有疏通经络、扶正祛邪等作用,针灸单纯以刺激人体穴位来进行治疗,起效迅速,尤其对于疼痛一类病症,效果颇好。

周老发现,肝硬化患者在腹水产生的同时,经常会伴随出现双下肢肿胀,如不及时治疗,发生感染的概率将大大提高。因此,消除下肢肿胀显得尤为重要。脚离心脏最远,所以负担最重,是血液循环最易发生障碍的地方。足浴是药浴的一部分,属于内病外治的范畴,中药足浴就是利用内病外治的原理,从中医学角度看,下肢水肿多因水湿内阻所致,足浴疗法不仅具有改善血液循环的功能,还可通过皮肤在温水作用下的强渗透能力,充分吸收中药成分,从而达到疏通经脉的作用。

根据周老理论,我们拟定“通阳利水足浴方”,主要药物组成有桂枝、川芎、白芍、细辛、通草、泽兰、吴茱萸、车前草。方中桂枝、川芎为辛温之品,桂枝具有辛温通阳、行气止痛的功效,川芎辛温,行气活血,走而不守,被称为血中气药,两者相伍,集温、通、行于一体,体现了“温则消而去之”的治疗法则。白芍酸、苦,有收敛的作用,可防止桂枝、川芎发散太过。细辛具有祛风散寒、行水开窍的功效,可利于水饮排出体外。通草、泽兰皆有行水的作用。吴茱萸入肝、脾、肾经,有小毒,具有温中、散寒、下气、开郁的功效,可治脾受湿气,泄利不止。车前草,具有清热利尿、凉血、解毒的功效,并可解吴茱萸之毒。更有研究显示,车前草可使犬、家兔及人的水分、尿素、尿酸及氯化钠排出增多,有治疗尿潴留的作用。

4. 医案

案① 黄某,男,46岁,2020年3月12日初诊。

主诉:腹胀反复半年,再发1个月。

病史:半年来反复腹胀,多次就诊诊为乙肝肝硬化,大量腹水,近1个月腹胀又发。面色稍灰暗,巩膜无黄染,腹胀如鼓,腹壁静脉轻度显露,小便短少,大便溏薄。舌稍暗淡,边有瘀点,脉细稍弦。

肝功能示:总胆红素19μmol/L,谷丙转氨酶123U/L,谷草转氨酶176U/L,白蛋白26g/L。乙肝两对半:HBsAg(+),HBsAb(−),HBeAg(−),HBeAb(+),HBcAb(+)。甲胎蛋白(−)。B超提示:肝光点增粗,欠均匀,门静脉直径15mm,脾大,腹部大量液性暗区。

西医诊断:乙肝后肝硬化失代偿期。

中医诊断:臌胀。

辨证:气虚血瘀。

治法:益气健脾,化瘀利水。

方选:自拟"芪莪饮"加味。

处方:黄芪60g、党参15g、白术12g、莪术15g、泽兰15g、丹参15g、猪苓15g、车前子20g、何首乌20g、鸡血藤25g、山楂15g。7剂,水煎服,每日1剂,分2~3次服。西药口服螺内酯40mg,1日3次。

10天后腹水明显减少,30天后腹水完全消失。减螺内酯为20mg,1日2次;继续用上方加减治疗。2个月后复查,肝功能正常。上方去车前子再服3个月后停药,随访2年未复发。

案② 杨某,女,42岁,2018年1月12日初诊。

主诉:反复腹胀、脚肿3个月余。

症状:反复腹胀、脚肿,伴乏力,既往确诊乙肝肝硬化失代偿期,舌暗红有瘀斑,脉弦。

诊断:臌胀。

辨证:瘀血阻滞,虚实夹杂。

治法:活血化瘀为主,兼以益气扶正。

处方:柴胡10g、黄芩10g、郁金15g、莪术15g、桃仁10g、红花10g、丹参15g、鸡血藤15g、鸡内金10g、陈皮10g、鳖甲20g、牡蛎20g、玄参10g、黄芪20g、党参15g、甘草10g。

二诊(2018年2月8日):诉乏力腹胀减轻,口干欲饮,舌暗淡有瘀斑,脉弦。

处方:鸡内金10g、陈皮10g、鳖甲20g、煅牡蛎20g、玄参10g、黄芪20g、党参10g、甘草10g、沙参15g、麦冬15g、柴胡10g、黄芩10g、郁金15g、莪术15g、桃仁10g、红花10g、丹参15g、鸡血藤15g、玉竹10g。

三诊(2018年3月8日):诉口干减轻,夜间睡眠欠佳,右胁刺痛,舌脉同前。

处方:黄芪15g、党参15g、当归15g、玉竹10g、沙参10g、麦冬10g、柴胡10g、黄芩10g、川芎10g、桃仁10g、红花10g、丹参15g、鸡血藤15g、莪术15g、鳖甲20g、鸡内金10g、陈皮10g、淫羊藿10g、肉苁蓉10g、女贞子10g、甘草10g。

按语: 周老认为肝硬化主要是瘀血阻滞肝络而形成。治疗应首先以活血化瘀软坚为主,使肝脏血行畅通,瘀血清除则肝气亦得调畅。本例患者以活血化瘀方为主兼加利气、健脾、益阴利水,经过二诊、三诊 3 个多月的治疗,病症好转。肝硬化腹水,常可见气虚、血瘀、水聚、热毒、气滞等错综复杂的病机,如单治一方,势单力孤往往顾此失彼。治疗以活血化瘀为主,虚者加入补药,实者加泻药,热者加入清药,寒者加入温药,是以药到病除。

案③ 李某,男,37 岁,2017 年 5 月 10 日初诊。

主诉:反复腹胀、胁痛半年余。

病史:反复腹胀、胁痛,伴乏力气短,口干不欲饮,夜寐差,怕冷,既往确诊肝硬化 2 年余,舌暗有瘀斑,脉弦细。

诊断:臌胀。

辨证:气滞血瘀脾虚。

治法:活血化瘀为主,兼以益气健脾。

处方:当归 9g、土鳖虫 9g、桃仁 10g、紫苏梗 5g、茯苓 15g、枳壳 12g、党参 15g、玉米须 10g、连翘 9g、牡丹皮 9g。

按语:本案患者肝硬化伴腹水证属血瘀气滞,虚实夹杂,治疗以活血化瘀为主,兼以益气扶正。当归补血活血,桃仁活血化瘀,土鳖虫逐瘀破结,三味相合,破血之力颇猛。连翘、牡丹皮清热解毒、活血消肿抗菌,药理证明能降 GPT,治急慢性肝炎均有良效。脾主运化水谷精微,为后天之本,佐以党参、茯苓健脾益气之品,符合仲景"见肝之病,当先实脾"之旨。上药攻补兼施,共具活血化瘀、软肝散结之功。本病例经 3 个月调理后病情好转。

案④ 张某,女,64 岁,2020 年 8 月 5 日初诊。

主诉:发现 HBV 感染 30 余年,腹胀 3 个月。

病史:患者自诉 30 余年前检查发现 HBV 感染(具体不详),规律服用恩替卡韦抗病毒治疗。 3 个月前开始出现腹胀,无明显规律性,同时伴有左踝部水肿,纳寐尚可,尿少,大便正常。舌质暗红,舌苔厚稍黄,脉弦细。既往外院诊断乙肝肝硬化失代偿期。

诊断:臌胀。

辨证:湿热蕴脾。

治法:养阴清热利湿,软坚散结。

处方:黄芪 30g、黄精 15g、党参 30g、丹参 30g、白术 20g、茯苓 15g、泽泻 15g、鳖甲 30g、厚朴 12g、猪苓 12g、桂枝 12g、鸡血藤 15g、桃仁 12g、红

花 10g、大腹皮 15g、甘草 5g、茵陈 15g、金钱草 15g。

按语： 该患者为肝硬化初次腹水。发病初期肝脾先伤，气滞湿阻以实为主；进而湿浊内蕴中焦，既可郁而化热，而致水热蕴结，亦可因湿从寒化出现水湿困脾之候；久则气血凝滞、隧道壅塞，瘀结水留更急。肝脾日虚，病延及肾，肾阳虚衰，不但无力温助脾阳，蒸化水湿，且开阖失司，气化不利，而致阳虚水盛；若阳伤及阴或湿热内盛，湿聚热郁，热耗阴津，则肝肾之阴亏虚，肾阴既损，阳无以化，则水津失布，阳虚水停。故后期以虚为主。

本方中重用黄芪、黄精、党参益气健脾，加强运化水湿之力；茯苓、白术、猪苓、泽泻、大腹皮理脾渗湿，桂枝通阳化气，则湿热从小便而出；鸡血藤、桃仁、红花补血活血，鳖甲具有软坚散结之功效，为治疗肝硬化的临床常用药物；茵陈、金钱草具有清热、利湿、解毒之功效，为治疗各类慢性肝病的常用药物。诸药合用，共同发挥清热利湿、软坚散结的作用。

案⑤ 韦某，男，45 岁。初诊时间：2016 年 1 月 23 日。

主诉： 肝硬化，反复腹胀 3 年。

病史： 既往有慢性乙型肝炎病史 15 年。患者 3 年前因慢性乙型肝炎在某院住院治疗，住院期间检查发现中等量腹水，经治疗后（具体不详）好转出院。出院后腹水反复，未见好转。

刻诊： 面色黄黯，腹大如鼓，口干口苦，食少纳呆，倦怠乏力，四肢冰冷，小便短少，大便不成形。舌淡，苔白腻，脉沉细濡。

诊断： 臌胀。

辨证： 脾肾阳虚，寒湿阻滞。

治法： 温阳渗利。

方用： 茵陈五苓散加减。

处方： 茵陈 20g、茯苓 20g、猪苓 15g、泽泻 10g、桂枝 15g、麻黄 15g、白术 20g、黄芪 60g、大腹皮 10g、薏苡仁 15g、干姜 10g。7 剂，日 1 剂，水煎服。

二诊： 诸症明显好转。上方加白蔻仁 10g、山药 10g。7 剂，煎服法同上。

三诊： 诸症全消，续服上方 7 剂。

随诊腹水消失。

按语： 周老认为，臌胀久病，其必有虚，当重视补益中气，其利有二：一者此类药物本身往往具有渗湿利水的作用，与本病病机相合；二者中气得补，生化有源，则肝肾得充。方中以茵陈五苓散温阳化气，利水行气；黄芪补脾益气、薏苡仁渗湿健脾，二药合白术使脾气健，则水湿运化有常。

麻黄合桂枝则可发汗解肌、温经通脉、助阳化气;加入干姜以助全方温阳之功;大腹皮性微温,可行水消肿。二诊加入白蔻仁可健脾燥湿,合山药增强健脾之功,取其培土制水之意。

案⑥　陆某,男,67岁。2017年3月5日初诊。

主诉:反复腹胀1个月余。

现病史:患者否认病毒性肝炎病史,有大量饮酒史40余年,每日饮白酒约150g。近1个月来无明显诱因自觉腹胀明显,时自觉乏力,纳差,大便干,小便少,双下肢水肿,夜寐欠佳,苔白腻,质暗,脉细涩滑。

肝功能示:白蛋白28g/L,胆碱酯酶2571U/L,谷丙转氨酶61U/L。腹部B超示:肝硬化,脾大,腹水(+)。

西医诊断:酒精性肝硬化失代偿期。

中医诊断:臌胀。

辨证:血瘀水停。

治则治法:化瘀利水。

处方:桃仁9g、丹参15g、龟甲12g、鳖甲9g、薏苡仁15g、车前草30g、怀牛膝15g、青黛6g(包)、泽泻12g、茯苓15g。7剂,日1剂,水煎服。

二诊:上腹部胀满减,乏力减,胃脘欠舒喜呕,大便不成形,夜寐尚可,舌质暗,苔白腻,脉稍滑。治守前法,辅以和胃健脾。原处方去青黛,减车前草15g,加姜半夏9g、葛根9g、怀山药15g、砂仁3g。继服14剂。

三诊:上腹部胀满除,纳可,乏力减轻,寐可,二便调,舌脉如前。复查肝功能示:白蛋白31g/L,胆碱酯酶2987U/L,谷丙转氨酶52U/L。腹部B超示:腹水(-)。继守前治法,原方去车前草,加黄芪15g。继服药28剂,巩固疗效。

按语:肝主疏泄,以调畅气机,通利气血,促进脾胃升降,故肝之为病,易阻遏肝气,使肝气不舒而失于疏泄。依据"肝喜条达而恶抑郁"的特性,治疗当顺其性,因势利导,采用疏肝行气之法。正如《医学衷中参西录》所言:"木性原善条达,所以治肝之法当以散为补,散者即升发条达之也。"此例患者既往大量饮酒,损伤肝络,导致肝气不舒,气行不畅,"气为血之母",日久导致瘀血内滞,酒邪为患,更易引起湿邪停滞为水,水瘀互结而致病。故治疗以化瘀利水为大法,治以行气止痛,活血化瘀。方中以桃仁、丹参为君药,发挥其活血化瘀之效;配伍茯苓、泽泻、车前草为臣药,发挥其利水渗湿之功,君臣配伍协同增强活血利水之效;龟甲、鳖甲软坚散结,改善肝脾肿大之症,同时可以促进水液运行;由于发生腹水时疾病已至晚期,患者体质多虚,配伍牛膝补益肝肾,补益正气。周老认为活血利水法不仅可以治标,利水以消腹水,又能治本,改善肝脏功能,保护肝细胞,改善肝脏微循环和门静脉高压,从而杜绝了腹水再生的条件。据药理研究:活血化瘀药具有扩张血管、增强肝脏血流量的作用,从而可以减少病变部位的缺血,改善营养及氧气的供应,以防止肝细胞的坏死,加速病灶的吸收和修复,从而使白蛋白升高,提高细胞免疫功能。所以,活血化瘀药不仅能改善门静脉高压,又能提高血浆白蛋白,有效地控制形成腹水的两大主要原因,为利水之关键用药。

周老告诫患者,戒酒必须是第一位的,是疾病治疗的有效方法之一,还应注意营养物质的补充。

附:周老相关中医治疗的现代临床研究

1. **芪莪饮治疗肝硬化腹水**　选取 65 例均为广西中医药大学附属瑞康医院 2001 年 1 月至 2005 年 1 月门诊及住院病人,符合肝硬化诊断标准,全部病例均属失代偿性肝硬化,经 B 超检查腹腔内有液性暗区。随机分成两组,治疗组 33 例,对照组 32 例。对照组:卧床休息,合理饮食,限制水钠摄入,纠正电解质紊乱,对症治疗,如有感染者予抗生素,出血者予止血、输血等。治疗组:在上述治疗基础上加用芪莪饮治疗。1 个月为 1 个疗程,3 个疗程后统计疗效[19]。

治疗结果:治疗组 33 例中,显效 7 例,有效 21 例,无效 5 例,总有效率为 84.85%;对照组 32 例中,显效 4 例,有效 17 例,无效 11 例,总有效率为 65.63%。经统计学处理,两组总有效率比较有显著性差异($P < 0.05$)。治疗组腹水完全消退者 22 例,消退时间为 8～43 天,平均 29 天;对照组腹水完全消退者 16 例,消退时间为 13～62 天,平均 42 天,治疗组明显优于对照组。对部分腹水完全消退者进行随访半年,观察腹水复发情况,治疗组随访 12 例,半年内复发 3 例,复发率 25.00%;对照组随访 9 例,半年内复发 5 例,复发率 55.56%。

2. **通阳利水足浴方联合内科综合疗法对肝硬化腹水患者利尿效果较佳,可有效缩短病程,提高患者的生活质量**　选取 2013 年 1 月至 2014 年 12 月广西中医药大学附属瑞康医院肝病科住院和门诊肝硬化腹水患者 160 例,均符合肝硬化腹水患者诊断标准。以随机数字表法将 160 例肝硬

---

[19] 黄彬、李益忠、刘旭东,等. 芪莪饮治疗肝硬化腹水 33 例[J]. 浙江中医杂志,2006,41(5):303.

化腹水患者分为对照组和观察组各 80 例,对照组给予内科综合疗法,观察组在对照组的基础上给予通阳利水足浴方护理,比较分析两组治疗后的各项观察指标变化、总体疗效和腹水改善状况[20]。

治疗后,观察组腹胀减轻时间、首次排尿量、腹水消退时间均优于对照组($P < 0.05$),见表 16;观察组的总体疗效和腹水改善状况优于对照组($P < 0.05$),见表 17 和表 18。

表 16　两组治疗后观察指标比较

观察指标	观察组（80 例）	对照组（80 例）	t 值	P 值
腹胀减轻时间 /d	36.39 ± 3.31	15.41 ± 3.09	8.03	< 0.05
首次排尿量 /ml	73.69 ± 8.17	25.43 ± 7.41	7.58	< 0.01
腹水消退时间 /d	97.64 ± 13.01	40.63 ± 10.31	5.95	< 0.01

表 17　两组治疗后总体疗效比较

组别	显效		好转		无效		总有效		χ^2 值	P 值
	病例数	百分比	病例数	百分比	病例数	百分比	病例数	百分比		
观察组（80 例）	56	70.00%	13	16.25%	11	13.75%	69	86.25%	4.62	< 0.05
对照组（80 例）	23	28.75%	35	43.75%	22	27.50%	58	72.50%		

表 18　两组治疗后腹水改善状况比较

组别	Ⅰ级有效		Ⅱ级有效		Ⅲ级有效		无效		总有效		χ^2 值	P 值
	病例数	百分比	病例数	百分比	病例数	百分比	病例数	百分比	病例数	百分比		
观察组（80 例）	9	11.25%	40	50.00%	23	28.75%	8	10.00%	72	90.00%	6.23	< 0.05
对照组（80 例）	4	5.00%	35	43.75%	21	26.25%	20	25.00%	60	75.00%		

[20] 李慧. 通阳利水足浴方联合内科综合疗法在肝硬化腹水患者中的应用及护理 [J]. 齐鲁护理杂志, 2016, 22（11）: 81-83.

周培郁
治疗慢性肝病相关症状临床经验实录

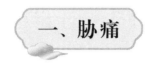

一、胁痛

胁痛是指以一侧或两侧胁肋部疼痛为主要临床表现的病证,是临床上比较多见的一种自觉症状,其疼痛性质可表现为胀痛、窜痛、刺痛、隐痛,有表现为拒按者,亦有喜按者,常反复发作,一般初起疼痛较重,久之则胁肋部隐痛时发。《灵枢·经脉》"肝足厥阴之脉……上贯膈,布胁肋",《古今医鉴·胁痛》"夫胁痛者,厥阴肝经为病也",《素问·脏气法时论》"肝病者,两胁下痛引少腹"。临床上慢性肝病患者常见胁痛,故胁痛病与肝脏病变息息相关。

(一)治疗原则

1. 临证最当辨清属虚或属实,在气或在血　胁痛实证者,疼痛剧烈而拒按;虚证者,疼痛隐隐,绵绵不休而喜按;邪在气分者,以胀痛为主,且游走不定,时轻时重,情绪的变化影响着症状的轻重;邪在血分者,有局部外伤者,或久病不愈者,以刺痛为主,疼痛固定不移。关于胁痛的治疗,周老认为,应分虚实而治,实证宜理气活血、清热利湿,虚证宜滋阴养血柔肝。周老指出,无论虚实,均以疏肝理气、疏通气机为要。

(1)肝郁气滞:多因情志抑郁,或暴怒气逆,导致肝气郁结,发为胁痛。如《金匮翼·胁痛统论》说:"肝郁胁痛者,悲哀恼怒,郁伤肝气。"病性为实在气,治当疏肝理气为主要原则,因此,疏肝理气止痛是肝郁气滞证的治法关键,主方用柴胡疏肝散,疼痛明显者加延胡索、郁金、川楝子、香附、佛手以增强理气活血止痛之力;若兼见心烦急躁,口干口苦,尿黄,大便干,舌红苔黄,脉弦数,乃气郁化火之象,可酌加栀子、黄芩、龙胆等清泻肝胆实热之品。

(2)瘀血胁痛:由于胁痛反复发作而致久病入络,或跌仆闪挫,致瘀血阻滞胁部络脉而成。如《类证治裁·胁痛》谓:"血瘀者,跌仆闪挫,恶血停留,按之痛甚。"病性为实在血,治法以活血化瘀、理气通络为主,方选血府逐瘀汤,若瘀血严重,有明显外伤史者,应以逐瘀为主,方用复元活血汤,酌加三七、乳香、没药增强活血化瘀、消肿止痛、化瘀生新之力。

（3）肝胆湿热：多因湿热之邪，蕴结肝胆，导致肝胆疏泄不利，而成胁痛。如《素问·缪刺论》曰"邪客于足少阳之络，令人胁痛"。病性为实，治法以清热利湿、理气通络为主，方选龙胆泻肝汤，若便秘，状如羊屎，腹部胀满者，可酌加大黄、芒硝、厚朴以泻热通便存阴，伴有结石者，加用金钱草、海金沙、鸡内金、郁金即四金汤。

（4）肝阴不足：多见于劳欲过度，或胁痛日久，或他病伤及阴血者。如《景岳全书·杂症谟》指出"凡房劳过度，肾虚羸弱之人，多有胸胁间隐隐作痛，此肝肾精虚"。病性为虚在血，治法以养阴柔肝为主，佐以理气通络，方选一贯煎，若两目干涩，视物昏花者，可加大枸杞子用量，或加女贞子、菟丝子、桑椹加强补肾益阴之力；头晕目眩甚者，可加钩藤、天麻、菊花；若心中烦热，口苦甚者，可加柴胡、黄芩、栀子。

（5）肝郁脾虚：常由气滞胁痛患者发展而来，久病不愈，日久损伤脾胃所致。治法：疏肝健脾止痛。主方用柴芍六君子汤。若肝郁气滞甚者，加香附、佛手、郁金、陈皮、枳壳以疏肝解郁；血虚甚者，加熟地养血；肝郁化火者，加栀子、丹皮，脾虚泄泻者加防风、白扁豆、薏苡仁、莲子肉。

2. 注重情志因素对本病发展及预后的影响　在临床用药均会适当加入调畅情志的药物，如合欢花、玫瑰花、郁金、佛手等，且注意对病人的不良情绪给予适当疏导。

3. 在辨证论治基础上结合现代医学知识　适当采用某些具有特定药理作用的药物进行辨病用药，做到标本兼治，如临床上，慢性乙型肝炎患者，转氨酶升高，常加虎杖、鸡骨草、田基黄、熊胆粉清热利湿；肝硬化腹水患者，轻者以右胁痛为主，伴腹胀、尿少，用二金汤加减，严重者参照臌胀病治疗。伴黄疸明显者加用茵陈四苓散利湿退黄；肝癌患者，合用三甲散软坚散结消肿块等。

（二）医案

案①　黄某，男，34岁，工人，2017年1月9日就诊。

主诉：右胁隐痛1个月。

病史：患者自诉1个月前无明显诱因出现右胁肋疼痛，呈持续性隐痛，痛无定处，太息则舒。患者既往有乙肝"小三阳"病史。查肝功能提示谷丙转氨酶 133U/L、谷草转氨酶 62U/L；乙型肝炎病毒 DNA $< 0.5 \times 10^2$IU/ml；腹部彩超提示轻度脂肪肝，胆囊多发赘生物，胰、脾回声未见异常。

刻诊：右胁肋隐痛，痛无定处，伴口干、口苦，厌食油腻，大便正常，小便色黄。舌质暗红，脉弦。

诊断：胁痛。

辨证：肝郁气滞。

治法：疏肝理气止痛。

用方：柴胡疏肝散加减。

处方：柴胡 15g、枳壳 15g、白芍 20g、川楝子 10g、延胡索 15g、川芎 15g、郁金 15g、香附 15g、黄芩 20g、茵陈 20g、太子参 20g、生姜 15g、紫苏梗 15g、甘草 6g。7 剂，每日 1 剂，分两次温服。

按语：患者诊断胁痛明确，病位主要在肝胆，其疼痛性质为隐痛，走窜不定，且太息则舒，正是气滞疼痛的特点；患者肝郁日久，气郁化火上炎，灼伤津液，挟胆热上蒸而见口干口苦，热盛津耗则小便黄；肝病犯胃，胃失和降，故患者厌食油腻；舌质暗红则提示患者气滞血瘀。方中柴胡、枳壳、香附疏肝理气，加川楝子、延胡索增强理气之力；太子参、白芍、甘草既养血柔肝，又缓急止痛；川芎、郁金行气活血化瘀；黄芩、茵陈清肝胆之火；生姜、紫苏梗和胃、开胃。周老认为，本方以治疗痛证见长，无论任何部位的疼痛，凡以气滞疼痛为主要特点者均可使用本方。治疗胁痛时宜疏肝与柔肝并举，因疏肝理气药多辛温香燥，易耗气伤阴，故除了选用香附、紫苏梗等轻灵平和的疏肝理气药，还应适当配伍白芍、生地等柔肝养阴之品。

案②　黎某，女，35 岁，2016 年 5 月 24 日就诊。

主诉：两胁隐痛 1 个月。

病史：患者 1 年前体检发现患有乙型肝炎"小三阳"，未予重视，未予处理。1 个月前两胁隐隐作痛，伴脘腹胀闷。查乙型肝炎病毒 DNA $< 0.5 \times 10^2$IU/ml。

刻诊：两胁肋隐痛，伴口苦，脘腹胀闷，小便色黄，纳寐可。舌质淡，苔白，脉细。

诊断：胁痛。

辨证：肝脾不和。

治法：疏肝健脾。

用方：小柴胡汤加味。

处方：柴胡 15g、法半夏 15g、太子参 20g、黄芩 10g、生姜 10g、大枣 20g、黄芪 20g、女贞子 20g、茯苓 20g、紫苏梗 10g、麦芽 20g。7 剂，每日 1 剂，分两次温服。

按语： 患者有乙肝病史，病位在肝，肝与胆互为表里，肝主疏泄，胆主枢机，为气血运行的枢纽，《素问》有云，"百病生于气也"，乙肝性质多为湿热，气血运行失调，湿浊难化，症见胁肋胀痛、口苦、尿黄，故此病案的治疗，当以调畅气机、运转枢机为要，方选小柴胡汤。小柴胡汤能清利肝胆，运转枢机，调畅全身气血，且现代药理研究证明，小柴胡汤具有提高免疫功能的作用，能增强患者抗邪能力，加用黄芪、女贞子以补正气，意在增强患者抗邪能力；患者症见脘腹胀闷，乃肝病传脾，脾失健运之象，故用茯苓健脾渗湿，紫苏梗、麦芽行气除胀。

案③ 陈某，男，32 岁。初诊时间：2013 年 8 月 13 日。

主诉： 胁肋胀痛，腹胀、腹泻半月。

病史： 患者既往有乙肝病史十余年，于半月前开始出现胁肋胀痛，腹胀、腹泻。行 CT 检查示：早期肝硬化、脾微大。胃镜示：胃溃疡。

刻诊： 胁肋胀痛、腹泻，舌苔厚腻，脉弦细。

诊断： 胁痛。

辨证： 肝郁瘀阻，脾虚生湿。

治法： 疏肝解郁，养血活血，健脾行水。

处方： 当归 15g、白芍 15g、川芎 15g、白术 20g、茯苓 20g、泽泻 20g、枳壳 15g、木香 10g、藿香 15g、紫苏梗 15g、陈皮 10g、茵陈 30g、薏苡仁 30g、甘草 6g。7 剂，每日 1 剂，水煎服。

二诊： 患者症状好转，守上方加法半夏 15g、厚朴 15g。7 剂，每日 1 剂，水煎服。

三诊： 患者腹泻腹胀症状基本消失，给予当归芍药散原方长期服用。

处方： 当归 15g、白芍 15g、川芎 15g、白术 20g、茯苓 20g、泽泻 20g。30 剂，每日 1 剂，水煎服。

按语： 当归芍药散 6 味药可分为 2 组，一是当归、芍药、川芎，为血分药，有和血疏肝的功用；二是茯苓、白术、泽泻，为气分药，有健脾运湿的功用。全方共奏疏肝解郁，养血活血，健脾行水的功效。本方药性平和，长期服用能很好地改善肝功能。周老认为：对于肝炎的患者，若是无器质性的改变，可以长期服用小剂量小柴胡汤使得病毒转阴，若有器质性的改变则使用当归芍药散随证加减,临床每用都有良好的效果。

案④ 韦某,男,42 岁。初诊时间:2014 年 3 月 3 日。

主诉:右胁胀痛 2 年余。

病史:患者既往有乙肝病史 10 年,2 年前出现右胁时有胀痛,肝功能异常,转氨酶升高。纳可,大小便正常。

症见:右胁肋胀痛,舌红苔厚,脉弦。

诊断:胁痛。

辨证:肝胆湿热。

治法:清热利湿。

用方:小柴胡汤加味。

处方:柴胡 15g、黄芩 15g、法半夏 15g、太子参 20g、大枣 15g、麦芽 20g、香附 15g、郁金 15g、茵陈 30g、虎杖 15g、甘草 10g。7 剂,每日 1 剂,分两次温服。

二诊:症同上。

处方:守上方加黄芪、女贞子、枸杞子、蒲公英。

柴胡 15g、黄芩 15g、法半夏 15g、太子参 20g、大枣 15g、麦芽 20g、香附 15g、郁金 15g、茵陈 30g、虎杖 15g、黄芪 20g、女贞子 15g、枸杞子 15g、蒲公英 10g、甘草 10g。30 剂,每日 1 剂,水煎,分两次温服。

三诊:症同上。肝功能:谷丙转氨酶 183U/L,谷草转氨酶 82U/L。

处方:上方加减。

柴胡 15g、黄芩 15g、法半夏 15g、麦芽 20g、香附 15g、郁金 15g、茵陈 30g、虎杖 15g、蒲公英 20g、黄芪 20g、女贞子 15g、枸杞子 15g、白芍 15g、甘草 10g。30 剂,每日 1 剂,水煎,分两次温服。

四诊:症同上。处方:初诊用方加茯苓、白芍。

柴胡 15g、黄芩 15g、法半夏 15g、太子参 20g、大枣 15g、麦芽 20g、香附 15g、郁金 15g、茵陈 30g、虎杖 15g、茯苓 15g、白芍 15g、甘草 10g。15 剂,每日 1 剂,水煎,分两次温服。

五诊:近日复查肝功能基本正常,谷丙转氨酶 64U/L,"大三阳"转"小三阳"。仍时有右胁胀,食欲好,无口干口苦,小便黄,大便干硬。舌质暗红,脉缓。

处方:守上方。取 30 剂,每日 1 剂,水煎,分两次温服。

按语: 周老方用小柴胡汤辅佐理气、利湿药,清解少阳、调达升降。

二、黄疸

黄疸是中医常见病之一,其主症有三:目黄、身黄、溲黄。《金匮要略·黄疸病脉证并治》记载"黄家所得,从湿得之"。阳黄之证,以外感湿热为主,湿热交蒸,肝胆失于疏泄,而成黄疸。阴黄之证,以寒湿为主,由于脾胃虚弱,中阳不振,寒湿留滞中焦,肝胆气机不畅,胆液外溢,故成黄疸。黄色鲜明者,称之"阳黄",多伴有发热证候;黄而发暗无热象,或见腹满肢冷者,则称为"阴黄"。

(一)治疗原则

除外感湿热或寒湿之外,燥、瘀、疫毒,皆可久郁互结肝胆而成黄疸。黄疸虽非只有肝病才能见到,但肝病与黄疸却有一定联系。肝病黄疸具有明显特点:初伤在气,久必入血,病在气分较少,在血分者尤多;病位在肝脾。肝气郁结则瘀凝,脾运不健则湿滞,无论是由脾及肝,或由肝及脾,都具有明显的肝、脾两脏的症状。根据临床症状的不同选用不同的祛湿药物,若湿在上焦,症见头身困重等,选用藿香、佩兰等轻清芳香之品,上达头目清利化湿;若湿在中焦,症见痞胀纳差,嗳嗳吞酸等,选用半夏、厚朴、苍术、陈皮等苦温燥湿之品,健脾利湿;若湿在下焦,症见小便不利等,选用猪苓、茯苓、滑石、泽泻等淡渗利湿之品通利小便,使湿从小便去。

黄疸以湿邪为主,但有兼热、兼寒、兼瘀、兼毒、兼水等不同,故治疗包含清热、泻热、消瘀、解毒、利水等法,临证时应灵活变通。周老认为治疗中应注意以下几点。

1. **弄清标本关系**　慢性活动性肝炎高胆红素血症患者,常多种证候并存,治疗中需分清主次,抓住主证,兼顾他证,方可取得好的疗效。黄疸有湿热、寒湿、火盛、瘀热等成因,不能一见黄疸,即认为是湿热,而投以大剂苦寒清利之品。何况慢性活动性肝炎,久病每有正虚,尤其是脾肾亏损相当常见。对于具体病人,是正虚邪实,抑或正邪俱实,其治则是不同的。即使对有黄腻苔的病人,是湿热为主,还是脾虚生湿,湿久化热,均当慎重辨别。湿与热结,可以表现为肝胆湿热,而用龙胆泻肝汤主治;也可表现为痰热互结,治以小陷胸汤合活血之品;也有湿热弥漫三焦,而用三仁汤合甘露消毒饮加减治疗;有的甚至如同急黄,表现为阳明腑实证,用大承气汤或在辨证论治基础上加硝黄通下,取效甚速。

2. 重视血热血瘀之病机　本病为慢性疾病,久病入络,常可导致血瘀,而血瘀又可加重病情,甚至是黄疸加深的主要病机。血瘀发黄的主要特点是小便自利。《普济方》中载"血瘀之黄,小便自利耳"。此外,在血瘀较重的病例中常瘀热互结,邪毒深伏,有明显的里热证,此即所谓"瘀热在里,身必发黄"。历代医家对瘀热交结发黄的治疗,多主张用凉血活血之剂,近年来凉血活血重用赤芍治疗,收效较好。

3. 用药不宜偏颇　慢性活动性肝炎存在多脏腑功能失调,故用药时切忌偏颇,以免导致新的失调。例如对阴虚湿困或血热湿困者,祛湿宜防辛燥伤阴,滋阴宜防滋腻滞邪,凉血宜防苦寒伤正,活血宜防攻伐而动血耗血。因此,选方用药要慎之又慎,力求稳妥,治疗中不必拘泥于分型,重在准确辨证。

(二)医案

案①　李某,女,33岁,2018年7月19日初诊。

主诉:皮肤黄染30年。

病史:患者全身皮肤及双侧巩膜中度黄染,皮肤黄色鲜明,偶感乏力,无右上腹痛、精神差、皮肤瘙痒等不适,大便稍溏,小便色黄,纳可,寐一般,舌质红,苔黄腻,脉弦滑。2017年11月因胆囊结石于外院行胆囊切除术。家族史:母亲有黄疸病史(具体不详)。

上腹部CT平扫+增强示:双肾囊肿;脾大。血常规:血红蛋白110g/L,网织红细胞百分比8.5%,平均球形红细胞体积69.87fl。肝功能:总胆红素203.1μmol/L,直接胆红素6.9μmol/L,间接胆红素196.2μmol/L。骨髓细胞形态学检查:淋巴细胞比例稍增高,偶见异型淋巴细胞,余形态未见明显异常。外周血涂片:红细胞形态大小不一致,体积稍偏小,少部分红细胞中央淡染区轻度扩大,偶见大红细胞,球形红细胞较易见,多色素性红细胞易见,大部分红细胞呈聚集形态(冷凝集)。乙肝"两对半"定量、丙肝抗体定性、血清铁蛋白、血红蛋白电泳、葡萄糖六磷酸脱氢酶、抗人球蛋白试验均未见异常。

西医诊断:先天性溶血性黄疸,遗传性球形红细胞增多症。

中医诊断:黄疸(阳黄)。

辨证：湿热蕴结。

治法：清利湿热，疏肝理气。

处方：茵陈 20g、虎杖 30g、白茅根 15g、金钱草 15g、牡丹皮 15g、泽泻 30g、赤芍 15g、白鲜皮 15g、太子参 15g、丹参 15g、益母草 15g、鸡血藤 15g、甘草 10g。共 7 剂，每日 1 剂，水煎服，早晚温服。

二诊（2018 年 7 月 26 日）：患者诉身目尿黄染，皮肤黄色较为鲜明，偶有肝区隐痛，无乏力、皮肤瘙痒等症状，纳可，寐差。大便溏烂，小便色黄，颜色较前变浅。舌红苔黄腻，脉弦滑。原方加醋延胡索 10g、醋郁金 15g、川楝子 10g、皂角刺 15g、胆南星 10g。

三诊（2018 年 8 月 2 日）：身目尿黄较前减轻，偶有胃脘部隐痛，余无不适。纳寐可，大便稍溏，小便稍黄。舌红，苔黄稍腻，脉数稍滑。

血常规：血红蛋白 103g/L，网织红细胞百分比 7.7%。肝功能：总胆红素 97.8μmol/L，直接胆红素 6.8μmol/L，间接胆红素 91.0μmol/L。

处方：茵陈 20g、虎杖 15g、栀子 15g、茯苓 15g、泽泻 15g、泽兰 15g、赤芍 15g、郁金 15g、金钱草 15g、枳壳 10g、延胡索 10g、川楝子 10g、党参 15g、炒白术 15g、甘草 10g。

四诊（2019 年 7 月 5 日）：患者诉上周受凉后出现咳嗽咳痰，鼻流清涕，现已明显好转，但仍偶有咳嗽。身目尿黄较前稍有加重，余无不适。纳寐可，大便稍溏，小便稍黄。舌淡红，苔腻稍黄，脉浮滑。肝功能：总胆红素 114.0μmol/L，直接胆红素 7.2μmol/L，间接胆红素 106.8μmol/L。考虑可能因感冒引起黄疸加重，拟方时适当佐以解表药。

处方：茵陈 15g、虎杖 15g、柴胡 10g、黄芩 10g、紫苏子 15g、党参 10g、桂枝 10g、淫羊藿 10g、车前子 10g、郁金 10g、丹参 15g、鸡血藤 15g、牛膝 10g、甘草 10g。15 剂，每日 1 剂，早晚温服。

五诊（2019 年 9 月 4 日）：患者服上方后感冒症状已完全好转。诉身目尿黄较前明显减轻，胃脘部偶有隐痛，余无不适。纳寐可，大便稍溏，小便调。舌质淡红，边有齿痕，苔稍黄腻，脉滑数。肝功能：总胆红素 52μmol/L，直接胆红素 5.0μmol/L，间接胆红素 47.0μmol/L。

处方：茵陈 15g、栀子 10g、虎杖 15g、党参 10g、炒白术 10g、茯苓 10g、砂仁 10g、木香 10g、麦芽 15g、佛手 10g、鸡血藤 15g、当归 10g、川芎 10g、熟地 10g、甘草 10g。15 剂，每日 1 剂，早晚温服。

此后定期就诊，服用中药治疗，拟方原则大致同前。

末诊(2020年4月24日):患者皮肤及巩膜仍轻度黄染,胃脘部仍偶有隐痛,程度较前减轻,余无不适。纳寐可,大便稍溏,小便调。舌质淡红,边有齿痕,苔稍黄腻,脉滑数。

复查肝功能:总胆红素 61.5μmol/L,直接胆红素 4.1μmol/L,间接胆红素 57.4μmol/L。血常规:血红蛋白 93g/L。

处方:茵陈 15g、柴胡 10g、金钱草 15g、当归 12g、熟地 12g、丹参 12g、鸡血藤 15g、炒白术 12g、山药 15g、鸡内金 10g、砂仁 6g、炒麦芽 15g、桂枝 5g、甘草 5g、枳壳 10g。15剂,每日1剂,早晚温服。

随访至今,黄疸未再加重。

按语: 周老认为,湿热型黄疸病因在于湿热为患,故治疗上应参照"诸病黄家,但利其小便",以清热利湿、疏肝理气为主要治疗原则。周老治疗湿热型黄疸,重在清热利湿,配合凉血活血,在用药上喜以茵陈为君药,配合栀子加强清热利小便的作用。茵陈善清脾胃肝胆湿热,使之从小便而出,为治黄疸之要药,现代药理学研究也证实了茵陈保肝利胆消炎等广泛的药理作用。《血证论》作者唐宗海认为,黄疸乃发于血分,脾统血,热陷血分,脾湿郁遏,乃发为黄,故治疗湿热黄疸,可配伍凉血活血之品以提高疗效。周老受此启发,遣方常用牡丹皮,借其凉血活血之效,以提高茵陈、栀子、白茅根、金钱草等药物清热利小便之功效。

治疗湿热黄疸还需疏肝利胆,兼顾健脾和胃。湿热黄疸源于湿热蕴结中焦脾胃肝胆,脾恶湿,肝主疏泄,若湿热蕴结中焦,则脾胃肝胆疏泄失常,致胆汁外溢,故治疗湿热黄疸需以疏肝理气、健脾和胃为治疗原则。故临床常用柴胡、佛手疏肝理气解郁,佛手辛能行散,苦能疏泄,入肝经,善于疏肝解郁、行气止痛。叶天士讲黄疸,认为湿在太阴经,热在阳明胃,治疗方面则认为阳黄当治胃,阴黄应治脾。周老总结前人经验,临床治疗湿热型黄疸在清热利湿的同时,不忘兼顾健脾和胃。在临床用药上,常用白术、佛手等入脾胃经药物以健脾益气和胃。

案②　资某,男,58岁。初诊时间:2016年7月5日。

主诉:身目发黄1年余。

现病史:患者1年余前无明显诱因出现身目发黄,于当地医院诊断"肝硬化",予药物治疗(具体不详)后病情好转出院。

刻诊:面部及肌肤发黄、色淡暗晦,巩膜微黄而暗滞,四肢软弱乏力,心悸短气,语言低微,纳呆便溏,舌淡,苔薄白,脉濡细。

中医诊断:黄疸(阴黄)。

辨证:脾虚失运。

治法:补养气血,健脾退黄。

方用:小建中汤加减。

处方:黄芪 30g、当归 15g、茵陈 10g、栀子 10g、泽泻 10g、桂枝 15g、白芍 15g、白术 15g、炙甘草 6g、大枣 10g、干姜 10g。水煎去滓取汁,纳饴糖 120g 口服,每日 1 剂。

服 20 余剂后诸症悉除。

按语:周老认为,该患者属脾虚失运,气血化生无源。脾虚本色现于肌表故见皮肤暗淡发黄,脾虚气血化生无源,不能濡养周身故见乏力声低,脾虚清气不能上承故见心悸短气,脾虚生湿困于中焦故纳呆便溏。舌脉均为脾虚之象。方选小建中汤以温中补虚,益气生血。方中重用饴糖以温中补虚,和里缓急;桂枝、干姜温助阳气;芍药养营阴,缓肝急;炙甘草调中益气,加茵陈、栀子、泽泻加强祛湿退黄之功;黄芪、当归以补气,白术以健脾。诸药合用,共奏温养中气、平补阴阳、调和营卫之功。

案③　罗某,男,67 岁。初诊时间:2017 年 2 月 3 日。

主诉:全身发黄 6 天。

病史:患者自诉 6 天前受风后开始出现全身皮肤黄染,恶寒,发热,体温波动在 38.5~39.0℃,全身肢体疼痛,伴稍咳嗽,无痰,小便淋沥不尽。

刻诊:全身皮肤黄染,恶寒,发热,体温为 38.9℃,身痛,时作干咳,小便点滴短少。舌淡,苔稍黄腻,脉浮紧。

诊断:黄疸。

辨证:寒湿困表。

治法:发散风寒,通调水道。

方用:麻黄汤加减。

处方:麻黄 10g、桂枝尖 10g、杏仁 10g、生姜 10g、茵陈 30g、薏苡仁 50g、炙甘草 6g。5 剂,水煎,分两次温服。

二诊:患者服用 3 剂后,诉黄疸退,小便利。嘱咐其停用剩下的药物。

按语:肺主宣发肃降、通调水道,本案属于寒湿之邪困于表,肺失宣降,水道不通,寒湿不化,湿郁久化热,湿热交蒸于肌肤则全身皮肤黄染。又因小便不利,湿不能循小便而去,上不能宣,下不能利,湿热均溢于肌肤。麻黄汤既能开皮毛以发汗解表,又能宣肺气以通调水道,汗通尿畅,则湿邪自无藏身之处,又加茵陈、薏苡仁以利湿退黄,方证合拍,投之即效。

三、乏力

乏力是指病人四肢倦怠,周身无力或腰膝酸软,懒言少动等一组自觉症状。由于在生理上"肝为罢极之本","肾为作强之官",而"脾主四肢肌肉",一身筋脉皆赖其所养。在病理条件下,不但肝脏本身的病变影响其"罢极"的功能,而且往往乘脾伐肾,使脾虚运化无权,肾虚作强无力,都可以使机体耐受疲劳的能力减低,而显示乏力的症状。

(一)治疗原则

肝病的任何阶段几乎都可出现疲劳和乏力,只是在轻重程度和表现特点上有所不同而已。概言之,虚实皆可导致乏力,这一病理特点在肝病中尤为明显,因此,在临床上切忌一见乏力就责之于虚,妄投补剂,犯实实之戒,影响症状的消除和疾病的恢复。乏力既然有虚实,治疗就必然有补泻。

1. **气郁与气虚**　肝之气病乏力在病机上有虚实之分。实证,主要为肝气郁滞,多发于肝病初期。丹溪曾创六郁之说,他说:"血气冲和,万病不生,一有怫郁,诸病生焉。"而气郁又为六郁之首,肝气郁结,失去条达之性,气机郁闭,血流不畅,所以病人感到疲劳乏力。卧床休息,气血运转迟缓,故症状加重,而活动后,肢体舒达,气血流畅,气开血和,所以疲劳反倒减轻。所谓气虚乏力主要指脾气虚所致的乏力。《素问·痿论》说"脾主身之肌肉",人体四肢功能活动的强弱,肌肉的丰满与否,全赖水谷精微物质的营养。肝病易乘脾,使脾胃的运化功能受到影响,不能很好地吸收和输送营养物质到全身,内不能养脏腑,外不能荣四肢末端,相继出现消瘦,四肢无力,甚或心悸自汗。所以《素问·太阴阳明论》谓:"四肢皆禀气于胃……今脾病不能为胃行其津液,四肢不得禀水谷气,气日以衰,脉道不利,筋骨肌肉皆无气以生,故不用焉。"气虚者症见周身倦怠,肢体软弱,不耐劳动,动则气喘,心悸,精神不支,多兼见自汗,易受外感,舌淡脉细弱等。气郁者症见倦怠乏力,肢体酸胀,或关节窜痛不适,其突出特点为卧床休息疲劳反而加重，每于散步或稍运动后反感轻快舒畅，这一肝性疲劳的特点与气虚乏力迥然不同。

治疗原则遵《内经》"疏气令调"之旨，气郁乏力者，取舒达之法，顺其肝性，而勿用补法；而气虚乏力者宗"虚者补之""损者益之"的原则，以益气健脾补中为法。方药运用舒达法解肝郁，四逆散、柴胡疏肝散为首选药。因气郁血滞，关节胀痛者，可加威灵仙、丹参、牛膝之类。因气郁而湿阻者，加防己、薏苡仁之属，每可使气散血行，郁解筋和而乏力消失。对疏达之法的应用，秦伯未先生说得透彻，"这些药物的性味大多辛香而燥，且有耗伤正气的流弊，使用时必须注意两点：肝脏内寄相火，气逆则相火易动，轻者为内热，重者能变肝火冲激，故应斟酌病情，适可而止。其次，肝脏以血为体，以气为用，体和用有密切关系，肝气太过能使肝血暗伤，用理气也须防止伤血，因血虚则气更横逆，有些肝病患者往往愈疏气愈加剧，处方时可酌加白芍护阴，参考四逆散和柴胡疏肝散等成方。"用益气健脾补中法，仍首选补中益气汤之类加减。纳呆加谷芽、稻芽、木瓜；气虚而陷，气短不足一息，脘腹重坠，气虚便秘者，加升麻；肠鸣腹泻，四肢欠温者，加甘温之品，如干姜、扁豆。我们在实践中体会到，人一身之正气皆出于中焦，脾健则气充，气充则肢体强健，疲劳乏力亦随之得到改善。

2. **血虚与血瘀**   肝之血病乏力在病机上有血虚与血瘀的区别。血虚主要反映在肝血亏虚方面。前人谓肝为血海，调节血量以适应机体的需要。病久则肝血暗耗，而出现血虚乏力。肝病血瘀的产生机制是多方面的，诸如气滞，寒热及邪实等均可以致瘀，因虚致瘀者也不少见。无论哪种原因致瘀，其结果是一致的，即血瘀而不行，因而筋脉失养，产生乏力。

血虚乏力多为病程较长之患者，除头晕、视物昏花等症状外，肢体软弱无力，突出表现两下肢有似痛非痛、似麻非麻的烦乱难受之感，甚或出现抽筋拘急，脉细无力，舌质多淡。血瘀者除其他血瘀体征外，亦可见到乏力、四肢痛楚等。

血虚者补之，血瘀者行之。方药运用：四物汤为历来养血补血之通剂，用之得当，确有疗效。近年来，我们在四物汤基础上加入酸甘化阴的酸枣仁、木瓜、麦冬、甘草，既养肝血，又益肝阴，较其他方药为优。在单味药的应用上，如何首乌、阿胶、黑豆等为常用之补品，根据阳生阴长及

"有形之血生于无形之气"的理论，在应用补血药的同时，加入参芪之味，亦为补血之常法。血瘀乏力的治疗，方药较多，我们在临床实践中常用药物有红花、泽兰、马鞭草、鸡血藤、瓦楞子等，随着肝脏血流量的改善，肿大肝脾的回缩及其他症状的消除，乏力亦会减轻或消失。

3. 肾水不足与肝肾双亏　肝藏血而肾藏精，精血相资，肝肾同源。肝病及肾的主要病机不外两途：一是肝病燥急，邪热伤阴，而造成肝阴不足，筋脉失荣，故见胁痛，肢体乏力；二是由于阴久而不复，子盗母气，导致肾阴亏虚，水不涵木，肝木失养，而造成肝肾并病、肝肾阴虚的结局，从而产生乏力及相应的症状。乏力，尤以两下肢明显，甚则转筋拘挛，入夜为重，腰膝酸软，多兼有头晕耳鸣、二目干涩、五心烦热等症。

治疗以滋补肝血、填肾益精为原则。滋补肝肾的方药很多，药味应用也较广泛。我们临床多采用归芍地黄汤为主，以归芍补血，六味平补肝肾之阴。可酌加菟丝子、黑芝麻、何首乌、炒酸枣仁、冬青子、五味子等，这类方药既养肝血，又填肾精，为补肝填肾之佳品。另外，肝病具有先传脾而后及肾的一般规律，肝病及肾，往往会有脾虚的因素存在，或有脾肾虚弱的症状出现，在治疗上就要酌情兼顾。我们多选脾肾两经药物如云苓、菟丝子、莲子肉、五味子、山药等，常服往往可收良效。

4. 肝胆湿热与湿热困脾　湿热产生的病机比较复杂，一方面肝病气郁或情志失畅，影响肝之疏泄，郁久化火，同时气郁则湿聚，湿与热合，或结于肝胆，或蕴于脾胃。另一方面，由于饮食不节，嗜酒过度，湿热内生，或感受时邪内侵，郁而不达，滞于中焦，亦可造成湿热为患。湿邪性黏滞，最易阻遏经脉，妨碍气血津液的荣运，则出现乏力的症状。

湿热蕴结之乏力多见于急性期肝炎和慢性肝炎活动期，突出表现为肢体困倦乏力，沉重酸楚，头重如裹，甚者关节疼痛，热蕴肝胆者多兼小便黄赤，甚或目黄、身黄，湿热困脾者多兼大便黏腻、恶心欲呕等症。

湿热蕴于肝胆以热为主者，多选用龙胆泻肝汤，并酌加赤小豆、田基黄、车前草等；湿热困脾以湿为主可选用茵陈四苓散加减，如湿热充斥，三焦弥漫者，可用宣化三焦之三仁汤加减应用。随着病因的治疗和其他症状的消失，湿热之乏力亦可随之而解。关于湿热的治疗，秦伯未有一段精辟的论述："湿与热邪结合，叫作湿热。由于两者的性质不同，一经结合以后，如油入面，极难解。一面清热，一面化湿，并依湿和热的孰轻孰重，用药亦或多或少，称为清化。"

（二）医案

案① 梁某,男,31岁。2017年5月27日初诊。

主诉:全身乏力、腹胀10日余。

刻诊:患者诉自觉全身乏力,腹胀明显,头身困重,胃纳欠佳,恶心,无胁痛,夜寐可,大便调,尿黄,舌质红,苔白腻,脉弦。

肝功能:谷丙转氨酶96U/L,谷草转氨酶49U/L。肾功能:尿酸508μmol/L。腹部彩超提示:脂肪肝。

西医诊断:非酒精性脂肪性肝病,高尿酸血症。

中医诊断:肝癖。

辨证:脾虚湿盛。

治则治法:疏肝解郁,健脾化湿。

处方:柴胡6g、党参12g、炒白术9g、制半夏9g、炙甘草6g、旋覆花9g（包煎）、陈皮9g、青皮9g、大腹皮12g、苍术12g、车前草30g、荷叶6g、菊花9g、炒谷芽30g。14剂,每日1剂,早晚温服。

二诊:患者腹胀症状减轻,胃纳尚可,夜寐安,二便调,舌质偏红,苔薄白。脉弦。

处方:柴胡6g、炒白术9g、制半夏9g、炙甘草6g、旋覆花9g（包煎）、陈皮9g、青皮9g、大腹皮12g、苍术12g、荷叶6g、菊花9g、炒谷芽30g、延胡索12g、炒莱菔子30g。14剂,每日1剂,早晚温服。

按语: 周老认为,本病多由过食肥甘厚味、机体肥胖、情志失调、感受湿热病邪等原因所致,肝失疏泄,脾失健运,气机失调,湿热内滞,导致机体内的痰湿积聚,结滞于肝络。《难经》云:"肝之积,名曰肥气。"脾为后天之本,主运化水谷和水液。肝主疏泄,性喜条达而恶抑郁,有助于脾的运化功能,因此,治疗中应以疏肝健脾、清热利湿为主。同时应注重患者生活习惯的改善,和药物治疗相结合。

案② 蔡某,男,39岁,自由职业者。2017年10月16日就诊。

主诉:乏力、纳差半月余。

现病史:有慢性乙型肝炎病史20余年。近半月患者自觉乏力明显,纳差,食后易腹胀,视物不清,双目干涩,有重影,多梦,记忆力减退,早泄,大便日行一次,偏烂,小便可,无头晕头痛,无恶心呕吐,无腹泻。舌质红,苔薄白,脉滑小数。

辅助检查:肝功能正常,腹部超声示胆囊息肉。

西医诊断:慢性乙型肝炎。

中医诊断:肝着。

辨证:脾肾两虚。

治则治法:温补脾肾,清化湿热。

处方:党参 15g、黄芪 15g、巴戟天 12g、枸杞子 12g、丹参 15g、虎杖 15g、青皮 6g、白术 15g、郁金 12g、菟丝子 12g、生地 12g、生牡蛎 30g(先煎)。守方 1 个月。

二诊:诉服药后腹泻,自觉精力尚可,乏力症状减轻,夜寐较前好转。舌质略红,苔薄白,脉滑。

辅助检查:肝功能、血常规、甲胎蛋白及凝血酶原时间、肝纤维化四项均正常。

考虑患者出现腹泻症状,去黄芪,以免闭门留寇。增大健脾之药量、药味。守前方,去黄芪,改党参 30g、巴戟天 10g、菟丝子 10g、生地 10g,加怀山药 12g、茯苓 12g。守方 1 个月。

三诊:诉大便已正常,腿软脚酸,双目干涩,齿衄,舌质红,苔薄腻,脉滑。证属毒邪久滞,肝肾精血不足。治以滋补肝肾、清热解毒,加健脾利湿之品善后。

处方:党参 30g、巴戟天 12g、菟丝子 12g、生地 12g、枸杞子 15g、虎杖 15g、白术 15g、茯苓 12g、青皮 9g、丹参 15g、猫爪草 15g、仙鹤草 15g、怀牛膝 15g、生牡蛎 20g。守方 1 个月。

四诊:脚酸软,余无不适。舌质红,苔薄白腻,脉滑。

处方:党参 30g、巴戟天 15g、生地黄 12g、枸杞子 15g、虎杖 30g、白术 15g、茯苓 12g、青皮 9g、丹参 20g、猫爪草 15g、仙鹤草 15g、怀牛膝 15g、石斛 15g、肉苁蓉 15g、郁金 12g。守方 1 个月。

按语:中医学认为"肝"与"肾"之关系十分密切,肝肾两脏同居下焦,经脉皆起于足,循行于下肢内侧,入腹达胸,并有多处交会经脉相通。肝属木藏血,肾属水藏精,肝木赖肾水之滋润,肾阴滋养肝阴,肾精肝血同源。木乃水生,母实子壮,肝之疏泄与肾之藏精息息相关,相互制约调节,保持藏泄平衡,不及与太过均能导致病变。朱丹溪曰相火"具于人者,寄于肝肾二部"。张景岳曰:"命门为元气之根……五脏之阴气,非此不能滋,五脏之阳气，非此不能发。"《医宗必读》谓："东方之木，无虚不可补，补肾即所以补肝。"故应当肝肾同治。

周老根据益肾温肾为主、清化湿热为辅的治则来选方用药。慢性乙型肝炎的肾虚表现在肾之精气，而不是阳虚阴盛内寒，故当选用药物补重于温而不是温重于补，益肾只宜柔润；再者肝脏体阴而用阳，喜柔恶刚，"大抵肝为刚脏，职司疏泄，用药不宜刚而宜柔，不宜伐而宜和"；此外，乙型肝炎尚有湿热，以免温燥太过，不唯助热，且有伤阴动血之弊。因此选用巴戟天温而不热，既益元阳，又填阴水；菟丝子归肝、脾、肾经，性平，有补益肝肾、明目之功；枸杞子滋补肝肾之阴；生地养血补阴，有填精补肾之效，且补而不腻；党参、白术健脾益气，以后天养先天，振奋中气，助君药祛邪外出；虎杖清热利湿；丹参活血祛瘀、清心除烦、凉血消痈，针对慢性肝病后期容易出现久病入络的情况而设，同时又能除烦安神，改善睡眠和情志。青皮起理气兼引经药之作用。总之，补肾方全方主次有别、相辅相成，所选补肾药温而不燥，补而不峻，在补肾之同时又可充实肝体，改善肝脾之功，能使"命门火旺，蒸槽粕而化精微"，而达到治疗的目的。

案③　王某，男，47岁。2019年10月30日初诊。

主诉：反复乏力1年，加重伴右胁隐痛1个月。

现病史：患者有慢性丙型肝炎8年。近1年患者反复出现乏力，1个月前自觉乏力加重，伴右胁隐痛，时有口干口苦，腹微胀，纳寐可，小便黄，大便调。舌暗红，苔薄白，脉细弦。

西医诊断：慢性丙型肝炎。

中医诊断：肝着。

辨证：湿热内滞。

治则治法：健脾化湿清热，行气止痛。

处方：苍术12g、炒白术9g、陈皮6g、青皮6g、制半夏9g、大腹皮9g、茵陈20g、金钱草20g、延胡索9g、炒谷芽30g。14剂。

二诊：患者口稍干，余症缓解。舌淡红，苔薄白，脉弦。

处方：苍术12g、炒白术9g、陈皮6g、青皮6g、制半夏9g、大腹皮9g、茵陈20g、金钱草20g、延胡索9g、炒谷芽30g、茯苓12g。14剂。

服后乏力、肝区隐痛缓解，口干口苦改善。

按语：慢性丙型肝炎患者常见乏力、肝区隐痛、腹满胀痛。慢性丙型肝炎具有湿滞、热结、阻络、血瘀的特点，由实（湿热之邪犯血）致虚（伤及肝脾、胃肾)致瘀(气滞血瘀),最终表现为虚实夹杂,故慢性丙型肝炎当从湿论治,临证治以健脾除湿。《本草崇原》云:"凡欲补脾,则用白术;凡欲运脾,则用苍术;欲补运相兼,则相兼而用。"苍术燥湿以运脾,兼可解表除湿;白术健脾以燥湿,兼以益气固表,二术相伍,补运相兼,脾气得健,湿浊得化。陈皮、青皮相伍,陈皮行气健脾兼可除湿,青皮疏肝破气兼可散结止痛,两者相配,陈皮以升为主,青皮以降为要,一升一降,既可调和肝脾,又可化三焦湿邪,既奏疏肝健脾、理气除湿之功,又助二术化湿利水。方中制半夏燥湿,大腹皮、延胡索化湿活血、行气止痛,茵陈、金钱草清热解毒、利湿退黄,给邪以出路,加用炒谷芽养胃益脾。全方辨证明确,用药轻巧。

四、纳差

纳差指进食量减少，食欲不振。纳差几乎是肝病病人的共有症状。虽然随着治疗大多数病人会得到不同程度的改善，或者恢复如常，但也有不少肝病患者虽经治疗而仍脾气不醒、胃气不开，纳差的症状顽固难除。中医学历来重视脾胃对于人体健康的重要作用和对于疾病发展与恢复的影响。周老在肝病临床中观察到，长期食欲不振的患者不仅体质日渐衰弱，而且往往影响药物的效果，妨碍疾病的恢复，认为各种治疗必须在有胃气的基础上，药物才能发挥其应有的作用，否则就会攻补不应，温凉无效。因此，食欲好坏往往可以提示疾病的进退。

（一）治疗原则

导致肝病者纳差的成因甚多，常见者主要有三：一是肝脏疾病本身对脾胃消化功能的影响，如肝郁不解而伤脾，肝热不除而害胃及湿热蕴结而腻中等；二是误治或失治而损害"脾运"及"胃纳"的正常功能，如过用疏达之剂或久服苦寒药物伤及脾胃；三是病后营养不当，如影响脾胃消化功能。所以，对于肝病纳差的治疗应全面辨证，重视病因治疗，仅一味消导开胃往往事与愿违。

1. **脾虚胃弱**　脾虚胃弱之食欲不振多见于慢性肝病。唐容川曾说："木之性主于疏泄，食气入胃，全赖肝木之气以疏泄之，而水谷乃化。"纳食在胃而运化在脾，但脾运胃纳之功全赖肝脏的正常疏泄。肝病则疏泄失常，进而伐土犯胃，使脾失健运，胃失和降。肝病过程中过用辛散苦寒或香燥刚补之品，都可以伤及脾胃，导致纳运呆滞，不饥不纳，或饥而不纳，或强食而不化，故见食少而腹胀、倦怠乏力等症象。治疗上多以益气健脾或和胃醒脾为主要治法，在选用方药上多宗"治脾以健，药用香燥，治胃以和，药用焦苦"的原则，以楂曲六君子汤为主方，单味药的应用如炒山药、鸡内金、白豆蔻、稻芽及少量龙胆等亦可随症加入，补中有消，用以醒脾和胃，助运进食，为常用之品。吴澄在《不居集》中说："故凡察病者，必先察脾胃强弱；治病者必先顾脾胃勇怯，脾胃无损，诸可无虑。"这段话强调调理脾胃的重要性，对于肝病纳差的治疗有一定的指导意义。

2.　**湿热伤中**　湿热伤中是引起肝病纳差最常见的原因之一，多见于急性肝病和慢性肝病活动期。肝郁化热或湿邪停聚，或平素过食膏粱厚味等均易酿成湿热互结，聚于中焦，壅塞脾胃，清气当升不升，浊气当降不降，清浊相混，郁滞不化而造成升降失调的结局，症见胃呆纳少，口干口苦，恶心，厌油腻，脘腹胀满，舌红苔黄腻，脉弦滑数等。在治疗上多以清热利湿与芳香化浊为主要治则。清热利湿仍首选平胃散、三仁汤及龙胆泻肝汤等加减应用。由于肝病湿热具有热易祛而湿难除的病理特点，因此，运用清热利湿法，应重在利湿，否则，热去湿留，湿气不除又可聚而化热，如此周而复始，影响食欲不振症状的消除。周老认为湿热俱盛的治疗应加重祛湿的力量，以达到湿去热除的目的。亦可参照前人常用的三法，①苦寒燥湿：常用药物如黄芩、黄连、栀子、黄柏、滑石；②解毒燥湿：湿热郁蒸三焦者，常用药物如土茯苓、苦参、赤小豆、败酱草等；③苦辛除湿：应考虑"湿热之邪非辛不通，非苦不降"，药用川厚朴、藿梗、生姜等辛开，芩、连、龙胆等苦降。如湿邪偏重，治合以芳化。总之，湿热为患，药当清轻宣化，不宜重浊厚味。薛生白氏云："湿热证，数日后脘中微闷，知饥不食，湿邪蒙绕三焦，宜藿香叶、薄荷叶、鲜荷叶、枇杷叶、佩兰叶、芦尖、冬瓜仁等味。"湿热既除，胃气则开，食欲则可转佳。

3.　**阴虚纳差**　肝病过程中许多因素都可导致阴亏的结局，而引起胃阴不足的因素多为木火偏盛，邪热伤阴。或因烦劳郁怒，五志过极，耗伤胃津；或过食温热辛辣之品；或过用辛散药物劫阴。燥热刚补药物助火均可导致胃阴不足。其表现为食欲不振或不饥不食，口干燥而少津，大便多燥而不畅，舌无苔，脉细数。

在治疗上，最详莫过于叶氏，他根据"脾宜升则健，胃宜降则和……太阴脾土，得阳始运，阳明阳土，得阴自安，以脾喜刚燥，胃喜柔润"的理论机制，创造性地提出了治疗胃阴不足、食欲不振等症的四大法则，即宜凉、宜润、宜降、宜通。在选药上多喜用沙参、麦冬、石斛、生地、扁豆、粳米、甘草等。周老多年临床实践证明，叶氏对病机的阐述与治疗原则的运用是符合实际的。我们在临床上根据"胃喜柔润，以通为用，得降则和"的特点，多以甘寒柔润、益胃养阴为总治则。在方药选用上以一贯煎为主，加柴胡根、麦芽、玉竹、山药等。以沙参、麦冬、玉竹、石斛甘寒滋阴；以山药、枸杞子健脾培土,填精益肾;加柴胡根、生麦芽、金铃子以疏肝解郁,调畅气机,和中消食。配伍于一派滋阴药中,动静结合,以鼓舞胃气,相得益彰。对于胃阴不足、一般对症治疗效不显著者,用"酸甘化阴法",多选用芍甘汤、生脉散等方,或于养阴基本方药中加乌梅、木瓜、焦山楂、白芍、五味子等酸味药物。木瓜入肝脾,酸温气香,理肝醒脾和胃;乌梅、五味子酸敛生津益阴,对于胃酸缺乏之食欲不振尤为适用。临床观察,不少慢性肝病病人长期纳呆,无食欲,多因胃酸缺乏,此法用之最为合理。

4. 食积所伤 《内经》云:"饮食自倍,肠胃乃伤。"平素膏粱厚味之人,或肝病后不合理的营养,过食肥甘之品,滞而伤中,造成脾胃的壅塞,而产生脘腹痞满或体胖乏力、口黏腻而恶食等症。

食积伤胃的治疗多以调中化湿、导滞消食为治则,在方药选用上多以楂曲平胃散、枳术丸、保和丸等为基本方。单味药如小量黄连、薏苡仁、败酱草、荷叶等亦可随症加入,常有助益。除药物治疗之外,调节饮食也是特别重要的治法。食积伤胃的治疗也应对病人进行科学的生活指导,适当地控制调节饮食量。

(二)医案

案① 胡某,男,38岁。初诊时间:2018年7月10日。

主诉:纳少伴咽干1个月余。

病史:既往有慢性乙型肝炎病史10余年。

刻诊:纳少,甚至厌恶荤腥,口燥咽干,尤以睡眠后明显,自觉胃中灼热,心烦,心下痞满,舌红而绛,少苔,脉弦细。

西医诊断:慢性乙型肝炎。

中医诊断:肝着。

辨证:胃阴不足。

治法:滋胃柔肝。

处方:玉竹10g、生地10g、麦冬15g、沙参15g、枇杷叶6g、川楝子6g、白芍6g、佛手9g、郁金9g。

按语:本证口燥咽干,尤以睡眠后明显,自觉胃中灼热而心烦,为胃中津液不足、胃气不和之象,饮食减少,乃胃阴虚而内热之征,肝气不得胃津之柔,则气逆而上,故心下痞满,脉弦细主肝病而阴虚,舌红绛少苔,主阴虚而有热。本方中用玉竹、麦冬、沙参、生地补益胃阴,以制肝气之横,枇杷叶、川楝子、佛手理气疏肝而不助燥,白芍平肝,郁金解郁。

案②　李某,女,50岁。初诊时间:2019年6月10日。

主诉:纳少伴四肢乏力1个月余。

病史:既往有慢性乙型肝炎病史20余年。

刻诊:纳少,食后胀满,四肢乏力,大便不成形,脉弦无力,舌淡苔白。

西医诊断:慢性乙型肝炎。

中医诊断:肝着。

辨证:脾胃虚弱。

治法:疏肝健脾和胃。

方用:香砂六君子汤。

处方:人参6g、白术6g、炙甘草6g、茯苓10g、半夏10g、生姜10g、陈皮6g、木香8g、砂仁6g。

按语:本证因脾气先虚而不运,故见腹胀食减、四肢乏力等症。脉弦主肝病,脉软无力主脾虚,舌淡苔白亦是脾虚之候。人参、白术、茯苓、炙甘草补中气之虚,半夏、生姜、陈皮、砂仁、木香调和肝胃脾之气。

五、呕吐

呕吐是由胃失和降、胃气上逆所致的以饮食、痰涎等胃内之物从胃中上涌,自口而出为临床特征的一种病证。对呕吐的释名,一般认为有物有声谓之呕,有物无声谓之吐,无物有声谓之干呕。呕吐病因多种,如《素问·举痛论》曰:"寒气客于肠胃,厥逆上出,故痛而呕也。"《素问·六元正纪大论》曰:"火郁之发……疡痱呕逆。"《素问·至真要大论》曰:"燥淫所胜……民病喜呕,呕有苦。"《古今医统大全·呕吐哕门》曰:"久病而吐者,胃气虚不纳谷也。"

(一)治疗原则

一般来说,实证呕吐,病程短,病情轻,易治愈;虚证及虚实并见者,则病程长,病情重,反复发作,时作时止,较为难治。若失治误治,由轻转重,久病久吐,脾胃衰败,化源不足,易生变证。所以,呕吐应及时诊治,防止后天之本受损。

本病的病变部位虽然在脾胃,但与肝、肾密切相关。五行之中,肝属木,胃属土,木旺克土;且肝为刚脏,易郁结化火,横逆犯胃,致胃失和降,发为呕吐。肝为风木之脏,体阴用阳,性喜条达而恶抑郁,主升主动,调畅气机。肝胆、脾胃同居中焦,二者关系密切,且肝胃之气相通,一荣俱荣一损俱损,肝胆之气升发太过,可使胃之和降受阻,胃气随之上升,而见恶心呕吐。《素问·水热穴论》曰:"肾者,胃之关也,关门不利,故聚水而从其类也。"肾阳虚衰,不能温化蒸腾水液,则关门不利,水聚而为肿。水为阴邪,浊阴上逆,终致胃失和降而见恶心呕吐。《灵枢·经脉》曰"肝足厥阴之脉……是主肝所生病者,胸满呕逆飧泄",《温病条辨》云:"其呕吐哕痞,有时上逆,升者胃气,所以使胃气上升者,非胃气也,肝与胆也,故古人以呕为肝病。"因此,有"诸上升之气,皆出于肝"之说。周老认为慢性肝病患者病程长,患者的心理负担重,容易精神抑郁、焦虑。《景岳全书》谓:"气逆作呕者,多因郁怒,致动肝气,胃受肝邪,所以作呕。"忧思恼怒,七情不和,肝气郁结,疏泄失常,横逆犯胃,胃气上逆,发为呕吐。

周老对于呕吐的治疗,常以调理气机、和胃降逆止呕为总则,同时不忘调畅情志,顾护先后天之本,注重饮食调摄。

(二)医案

案① 段某,女,25 岁。初诊时间:2018 年 7 月 14 日。

主诉:呕吐 3 天。

病史:既往有乙型肝炎病史 3 年余。患者自诉 3 天前因心情不佳后饮食过量出现上腹部难受并呕吐,吐出物为食物残渣及酸水,伴腹痛,大便 5 日未解,舌质红,舌苔黄厚,脉弦数。

诊断:呕吐。

辨证:胃肠积热,胃气上逆。

治法:清热和胃,降逆止呕。

用方:旋覆代赭汤加减。

处方:旋覆花 10g、半夏 10g、党参 15g、代赭石 20g、竹茹 15g、陈皮 10g、麦芽 15g、白术 10g、紫苏叶 10g、藿香 10g、甘草 6g、大枣 20g。5 剂,每日 1 剂,水煎服。

二诊:诸症好转,予原方 3 剂巩固疗效。

按语:旋覆代赭汤出自东汉张仲景《伤寒杂病论》,原方由旋覆花、人参、生姜、代赭石、甘草、法半夏、大枣七味药组成,临床上常治呃逆症。周老受其启发,治疗呕吐时随症加减,常收到良好效果。方中旋覆花、代赭石下气降逆;党参、大枣补中益气以扶正;参、赭相配,降气不伤正,补虚不助逆;竹茹清热除烦止呕;陈皮、白术益气健脾,调畅中焦而使之升降有序;麦芽消食和胃;紫苏叶、藿香芳香辛散,行气宽中止呕;甘草甘缓入胃,补虚安中。诸药配合,一升一降,升清降浊,共成益气补中、降逆止呕之功。

案② 蓝某,女,46 岁。初诊时间:2019 年 9 月 14 日。

主诉:呕吐 1 周。

病史:既往有乙型肝炎病史 20 年余。呕吐酸水,脘腹胀痛,嘈杂不适,脉弦滑,舌边尖红,舌苔白腻。

诊断:呕吐。

辨证:肝胃不和。

治法：疏肝和胃。

方用：左金丸合二陈汤加减。

处方：吴茱萸 8g、黄连 9g、川楝子 6g、陈皮 9g、半夏 9g、茯苓 10g、生姜 9g、香附 9g。

按语：肝胃不和，由肝气不舒所致。脘腹胀满，为肝郁而胃不和，呕吐酸水，嘈杂不适，是肝之郁火逆于胃中，舌边尖红，反映肝有热，苔白腻主胃有痰湿。方中吴茱萸配黄连名左金丸，能治肝经火郁，呕吐酸苦；川楝子、香附疏肝理气；半夏、陈皮、生姜、茯苓和胃化痰。

六、胃痛

　　胃痛是由于胃气阻滞，胃络瘀阻，胃失所养，不通则痛导致的以上腹胃脘部发生疼痛为主症的一种病证。胃痛，又称胃脘痛。本病的论述始见于《内经》。如《素问·六元正纪大论》谓："木郁之发……民病胃脘当心而痛。"由于《内经》各篇对胃脘痛与心痛并未做明确区分，常常"心痛"与"胃痛"不分，从而使后世对胃脘痛的认识产生分歧，以致医家每以本病与"心痛""心腹痛""心胃痛""心下痛""心脾痛"等混称。历代中医文献中，凡胃脘痛未独立分门者，均兼见于"心痛""心下痛"等病证门中。金元医家首先将胃脘痛作为病证名提出。本病在脾胃肠病证中最为多见，人群中发病率较高，中药治疗效果颇佳。

（一）治疗原则

　　中医学认为胃痛的发生主要与饮食、情志因素、感受邪气、禀赋不足等有关。饮食不节、辛辣之品等损伤脾胃，运化失职，湿浊内生，阻滞气机，或郁久化热伤胃，胃失和降致胃痛。恼怒伤肝，肝木横逆，胃气受扰，或忧思伤脾，脾失健运，胃失和降，乃作胃痛。周老在临床中结合现代人烦劳、紧张、焦虑的生活特点，发现胃痛的发生与肝密切相关。《临证指南医案》记载"肝为起病之源，胃为传病之所"。中医认为肝与胃是木土乘克的关系，若忧思恼怒，气郁伤肝，肝气横逆，势必克脾犯胃，气机阻滞，胃失和降而痛。肝郁日久，既可出现化火伤阴，又能导致瘀血内结致胃痛加重，每每缠绵难愈。故而临床治疗常从肝胃着眼辨证治疗，采用疏肝和胃、养阴益胃、化瘀止痛等治法，取得了良好的临床疗效。

（二）医案

　　案①　梁某，女，35岁，教师，初诊：2017年2月14日。
　　主诉：胃胀痛2天。

病史：患者自述2天前暴怒后出现胃部胀痛不适，疼痛较轻，呈持续性，不能自行缓解，伴泛酸、烧心。自发病以来患者纳寐可，二便调。既往有慢性乙型肝炎病史8年余。

刻诊：胃胀痛，泛酸，烧心，舌淡红苔黄，脉弦。

诊断：胃痛。

辨证：肝气犯胃。

治法：疏肝健脾，和胃降逆。

方用：柴芍六君子汤加减。

处方：柴胡15g、白芍20g、太子参20g、白术10g、苍术10g、茯苓15g、陈皮15g、法半夏15g、乌药15g、佛手15g、煅瓦楞子30g、延胡索20g、甘草6g。7剂，每日1剂，分两次温服。

按语：《临证备要·吞酸》曰："胃中泛酸，嘈杂有灼热感，多因于肝气犯胃。"患者因情志过极，肝疏不及，横逆侮胃，胃失和降，症见胃痛，泛酸，正如《症因脉治》云："恼怒忧郁，伤肝胆之气，木能生火，乘胃克脾，则饮食不能消化，停积于胃，遂成酸水浸淫之患矣。"治宜疏肝健脾，和胃降逆，方选柴芍六君子汤加减。柴芍六君子汤出自《医宗金鉴》，是"肝脾同治"的代表方。佐煅瓦楞子制酸止痛，乌药、佛手、延胡索加强行气之力以疏肝，诸药合用，体现了周老治疗胃痛"肝脾同治"的思想。

案②　周某，男，60岁，2016年11月28日就诊。

主诉：反复胃胀痛3个月余。

病史：患者自述3个月余来反复胃脘胀痛，伴反酸、烧心感，喜叹息，嗳气、矢气则痛减，纳呆，大便时干时稀，查胃镜提示"慢性萎缩性胃炎"。诊见神情倦怠，舌暗，苔白，脉细。既往有慢性乙型肝炎病史30余年。

诊断：胃痛。

辨证：气虚血瘀。

治法：益气活血，和胃止痛。

方用：柴胡疏肝散合柴芍六君子汤加减。

处方：柴胡15g、白芍20g、太子参20g、白术20g、茯苓20g、陈皮15g、法半夏15g、枳壳20g、丹参20g、煅瓦楞子30g、香附15g、延胡索15g、甘草6g。7剂，每日1剂，分两次温服。

二诊：服用上方后上症稍减轻，四诊合参，守上方加生牡蛎30g、白及15g。14剂，每日1剂，分两次温服。

按语：现代医学报道，慢性萎缩性胃炎为临床癌前病变，其镜下表现为胃黏膜颜色呈灰白色，黏膜变薄，血管显露，中医辨证多为气虚、血瘀。结合患者症状、体征，患者以脾气虚为本，气滞、血瘀为标。综上所述，治宜益气健脾，疏肝理气，兼活血化瘀。可选用柴胡疏肝散合柴芍六君子汤，佐以延胡索、丹参等行气活血化瘀药物。周老指出"胃病久发，必有聚瘀"，故周老治疗慢性胃痛时，重视活血化瘀药的运用；延胡索能行血中气滞，气中血滞，《本草纲目》形容其为"第一品"药；丹参有功同四物之说，其能祛瘀生新而不伤正，二味药为周老治疗胃痛的常用活血化瘀药。

案③　于某，男，28岁。初诊时间：2017年4月22日。

主诉：胃脘部疼痛2年余。

病史：患者自诉2年余前开始出现胃脘部隐隐疼痛，行胃镜检查提示慢性浅表性胃窦炎、十二指肠球部溃疡。服用抑酸护胃药后，症状稍微好转，近几个月上述症状再发，并加重，饥饿时加重，喜欢热食，伴有烧灼感，胸闷，嗳气，腹中鸣响，倦怠乏力。舌质淡，尖边略红，苔薄腻稍黄，脉弦细无力。既往有慢性乙型肝炎病史4年余。

诊断：胃脘痛。

辨证：肝郁脾虚，湿滞热壅，寒热互见，升降失和。

治法：疏肝健脾，燥湿清热。

方用：甘草泻心汤加减。

处方：生甘草15g、法半夏15g、党参30g、干姜10g、黄芩10g、黄连6g、木香10g、延胡索10g、佛手10g。7剂，每日1剂，水煎服，分两次温服。

二诊：上诉症状好转，但纳差，加焦神曲15g、炒麦芽15g、谷芽15g。7剂，每日1剂，水煎服，分两次温服。

按语：本案病人胃痛时间较久，脾胃已虚。但又寒热错杂，"谷不化，腹中雷鸣，心下痞硬而满，干呕，心烦不得安"，诸症切中甘草泻心汤证之机。又因胸闷、脉弦，故加木香、延胡索、佛手以疏肝解郁。

案④　苏某，男，32岁。2017年10月18日初诊。

主诉：胃脘胀痛反复发作2个月，再发加重3日。

现病史：既往有慢性乙型肝炎病史5年余。近2个月反复出现胃脘胀痛，呈阵发性，无反酸嗳气，3日前上症再发并胃部胀痛感加重，甚则波及胁肋，呃逆，纳呆。平素工作压力大，习惯性熬夜，喜食夜宵，凌晨2—3点入睡,精神不佳,心烦焦虑。舌红苔微黄,脉弦数。

诊断:胃痛。

辨证:肝郁犯脾,胃气阻滞。

治法:疏肝解郁,理气和胃。

方用:柴胡疏肝散合平胃散加减。

处方:厚朴10g、苍术10g、柴胡12g、黄芩10g、白芍20g、枳实20g、香附20g、陈皮10g、川芎10g、郁金20g、僵蚕10g、牡丹皮10g、栀子10g、刺蒺藜20g、延胡索10g、茯苓20g、炙甘草6g。7剂,每日1剂,水煎服,早晚分服。

二诊:胃痛愈,纳食佳。舌红苔薄白,脉数。守前方5剂,服法同前,巩固疗效。

按语: 患者胃脘胀痛,责其根本,与喜食夜宵、熬夜伤身等不良生活习惯相关。长期精神紧张,情志不舒,肝气郁结,乘犯脾土,故见胃痛、纳呆。胁肋为肝经循行之处,痛甚必及。熬夜日久,肝郁化火,可见舌红苔黄,脉弦数。"胃不和则卧不安",以致白日精神不佳,心烦焦虑。方以柴胡疏肝散理气疏肝,辅以平胃散行气和胃。方中柴胡达肝疏郁;川芎、香附、枳实行气止痛;陈皮理气行滞;白芍缓急柔肝;苍术、厚朴健脾燥湿;炙甘草调和诸药;配茯苓助脾健运;延胡索、刺蒺藜平肝解郁;黄芩、栀子、牡丹皮清热除烦;再加一味虫类药僵蚕,意在祛风助疏肝,散浊助健脾。

七、呃逆

呃逆，是膈肌不自主痉挛时发出的短促而响亮的声音，中医学认为，呃逆乃胃气上逆动膈所致，以气逆上冲、喉间呃呃、声短而频、难以自制为主要临床表现。呃逆一症，病位在膈，古人责之在胃，病因虽有虚实寒热之分，但其病机主要为胃失和降、胃气上逆。周老认为，慢性肝病合并顽固性呃逆，病因复杂，其中慢性肝炎、门静脉高压、腹水、电解质紊乱及食管-胃底静脉曲张等均可成为诱发呃逆的病因，多因器质性病变所致，临床治疗应从整体入手，综合分析，如不积极治疗，患者预后较差。在止呃的同时，应积极治疗原发病，在遣方用药方面当注重调和肝胃，以通降为宜。

（一）治疗原则

周老认为情志因素在内因致病中具有先导作用。肝气当升不升，胃气应降不降，故肝胃不和而发病。基于肝胃气机失常而发为呃逆的特点，临证时应肝胃同治，在疏肝理气的同时，采用和胃降逆止呃之法，一升一降，调其顺逆，冀以恢复木的升发、胃的降逆之性，这正体现出"治中焦如衡，非平不安"之理。临床中，若见患者情志抑郁，心烦易怒，呃逆、嗳气连声，胸胁胀痛，痞满纳差，舌苔薄白，脉弦等，可辨证为肝郁气滞证，常用柴胡疏肝散为主方，疏肝和胃，佐以旋覆花、代赭石、丁香、柿蒂等顺降胃气。

本证因临床症状表现的不同及患者体质差异，要灵活化裁使用，用药宜采用辨证用药与辨病用药相结合的方法治疗。肝郁化火，泛酸嘈杂者加黄连、吴茱萸、川楝子辛开苦降、清肝和胃；气郁化热，心烦口苦者加栀子、郁金、黄连、竹茹以清心泄肝；嗳腐吞酸、纳差痞满用鸡内金、炒二芽、焦三仙类健脾消食导滞；肝郁甚者加合欢皮、玫瑰花、佛手、香橼皮等理气而不劫伤肝阴之品；湿热甚者加全瓜蒌、龙胆、茵陈清热利湿；口干咽燥、大便干结者加知母、沙参、麦冬滋阴润燥。

（二）医案

案①　陈某，女，65岁，退休。初诊2015年4月28日。

主诉：反复呃逆2个月余。

病史：既往有慢性乙型肝炎病史30余年，患者2个月前因家庭琐事郁怒后出现呃逆，开始为间断性呃逆，后转为持续性呃逆，不能自行缓解，与进食无明显关系，伴反酸、嗳气，脘腹胀闷，咽部异物感，无恶心、呕吐等其他不适，苔白厚，脉弦。胃镜肠镜未见明显异常。

中医诊断：呃逆。

辨证：气郁痰阻。

西医诊断：慢性乙型肝炎。

治法：疏肝解郁，和胃降逆止呃。

处方：柴胡15g、白芍30g、枳壳15g、法半夏20g、厚朴20g、紫苏梗15g、茯苓20g、生姜10g、太子参20g、旋覆花15g、代赭石30g、丁香6g、柿蒂10g、瓜蒌15g、甘草6g。7剂，每日1剂，水煎服。

二诊：上症稍减，无明显其他不适，守上方7剂继服。

三诊：呃逆、反酸、嗳气、脘腹胀闷、咽部异物感明显好转，守上方。10剂，每日1剂，水煎服。

按语：方用四逆散及半夏厚朴汤调肝理脾，疏解肝郁，旋覆代赭汤降逆化痰，丁香、柿蒂温中降气，止呃逆，不论寒热虚实，临证均可适当配伍后应用，二药为治呃逆之要药，甘草调和众药，诸药相伍，使郁气解，逆气降，肝胃调和，升降有序，则呃逆自除。周老治疗呃逆认为切不可见呃止呃，而应时刻牢记中医特色，即"整体观念""辨证论治"，从五脏六腑而论，从寒热虚实而治，且极其注重情志因素的影响。

案②　患者郭某，男，67岁，2019年12月8日初诊。

主诉：呃逆1年余。

病史：既往有慢性乙型肝炎病史20余年，1年前开始出现呃逆，呈阵发性，情志不畅时加重，伴胸胁满闷，脘腹胀满，偶有心烦，口苦，纳减，寐可，舌红，苔薄白，脉弦。

中医诊断：呃逆。

辨证：气机郁滞。

西医诊断:慢性乙型肝炎。

治法:顺气解郁,降逆止呃。

方用:五磨饮子加减。

处方:木香 10g、沉香 10g、槟榔 10g、枳实 15g、乌药 15g、栀子 10g、黄连 6g、郁金 10g、代赭石 20g、炙甘草 6g。7 剂,每日 1 剂,水煎,分两次温服。

二诊:诸症减,守上方加山楂、麦芽各 30g,续服 7 剂。

三诊:症状基本缓解。

按语:方中木香、乌药解郁顺气,枳实、沉香、槟榔宽中行气;加用代赭石重镇降逆止呃,郁金疏肝解郁;患者时有心烦口苦,故用栀子、黄连泄肝和胃,炙甘草调和诸药。诸药合用,收效乃佳。

案③　陈某,男,34 岁。初诊时间:2017 年 7 月 12 日。

主诉:呃逆 4 个月。

病史:既往有慢性乙型肝炎病史 6 年余。患者自诉 4 个月前因发热后开始出现呃逆。发热愈后,呃逆未愈。

刻诊:呃声急促,频频发作,声音低沉。心烦,自觉低热,渴喜冷饮,嘈杂不食,气短难续,语言无力。舌红,无苔,脉细数无力。

诊断:呃逆。

辨证:气阴两伤,胃失濡养,气失和降。

治法:益气养阴,和胃降逆。

方用:竹叶石膏汤加减。

处方:竹叶 10g、石膏 60g、太子参 20g、法半夏 15g、柿蒂 10g、麦冬 20g、石斛 20g、玉竹 20g、甘草 6g。7 剂,每日 1 剂,水煎,分两次温服。

按语:此乃热病后期,津伤气损,胃失濡润,气失和降。竹叶石膏汤正合证机,数投即效。

案④　张某,女,49 岁,2017 年 5 月 25 日初诊。

主诉:呃逆 1 年余。

现病史:既往有脂肪肝病史 5 年余。患者自诉 1 年余前无明显诱因出现呃逆,呈阵发性反复发作,发作与情志有关,可自行缓解,曾自服中药未见好转。

刻诊:呃逆发作,连声不断,伴头晕目眩,形体肥胖,纳寐欠佳,舌暗,苔白,脉弦滑。

诊断：呃逆。

辨证：肝郁气滞。

治法：疏肝散郁，理气和胃化痰。

方用：逍遥散合温胆汤加减。

处方：柴胡 15g、白芍 15g、茯苓 10g、薄荷 6g、当归 10g、半夏 10g、陈皮 10g、竹茹 10g、枳实 10g、香附 10g、川芎 10g、紫苏子 10g、厚朴 10g、甘草 6g。7 剂，每日 1 剂，水煎服。

药后诉呃逆减少，头晕症状缓解。守上方续服 15 剂，诸症悉除。随访半年未见复发。

按语：患者平素多情志不畅，以致肝气郁结，郁久化热；且患者形体肥胖，胖人多痰湿，痰热合而犯胃，致使胃失和降，逆而向上，发为呃逆。肝郁不解，痰热不清，呃逆难平。方中以逍遥散疏肝解郁，温胆汤理气化痰、和胃利胆。加入香附理气宽中，川芎活血行气，紫苏子、厚朴降气化痰。两方相合，共奏降气清痰顺气之效，使久治不愈之症得以痊愈。

八、腹痛

腹痛是指以胃脘以下、耻骨毛际以上部位发生疼痛为主要症状的常见病证。

腹痛的发生，无论是外感或内伤，如感受外邪、饮食不节、情志因素、素体阳虚等，均可导致脏腑气机阻滞，气血运行不畅，经脉痹阻，"不通则痛"，或脏腑经脉失养，"不荣则痛"。

《内经》中认为"脾……其主肝也""土得木而达"，正如叶天士在《临证指南医案》中有言"木能疏土而脾滞以行"。肝与脾在生理功能上相辅相成，互以制用。《素问·举痛论》中言"百病生于气也"。肝失疏泄，则气机郁滞，不通则痛，最终导致腹痛、腹胀等症；病久气不行则血脉不畅，血凝成瘀，不通则痛，久则发为腹痛。

(一)治疗原则

腹痛的治疗，讲究一个"通"字，有疏肝理气健脾、温里散寒、通腑导滞、活血和络、扶正祛邪、气血双调等法。

(二)医案

案① 胡某，女，49岁。

主诉：反复腹胀痛2年余。

病史：反复腹胀痛，反酸，嗳气，时伴肝区隐痛，纳寐可，二便调。有脂肪肝病史2年余，舌淡，苔薄白，脉沉细。

辨证：肝郁脾虚。

治法：疏肝理气，健脾和胃。

处方：柴胡15g、黄芩15g、党参15g、半夏10g、炙甘草10g、干姜5g、海螵蛸15g、白及15g、枳壳10g、郁金10g、香附10g、木香10g、砂仁10g、厚朴10g。

按语：患者为中老年女性，平素性情急躁易怒，气机郁滞则见腹胀痛；脾胃运化受阻，痰湿不化，积于中焦，久郁成热，气逆上冲，故反酸、嗳气。因此治宜健脾和胃、疏肝行气。在疏肝健脾法组方基础上，加用海螵蛸、白及制酸，黄芩清热，木香、郁金行气解郁。气行则血行，气滞则血滞，气血通畅则腹痛自止。

案②　梁某，女，42岁。2016年6月20日初诊。

主诉：腹痛1天。

现病史：患者诉昨日食用冰冷食物后出现腹痛不适，自行服用保济丸后症状未见好转，现腹痛加剧，喜按，面色青，手足欠温，怕冷，脘腹胀满，嗳气、矢气则痛减，肠鸣，便溏，小便清利，舌苔薄白，脉沉细略弦。有脂肪肝病史1年余。

诊断：腹痛。

辨证：肝郁脾虚。

治法：疏肝理气健脾。

方用：四逆散加味。

处方：柴胡15g、白芍10g、枳实10g、炙甘草6g、木香10g（后下）、砂仁6g（后下）、陈皮10g、白术20g。

连服2剂，腹痛消除。

按语：周老认为，该证属肝郁气滞，肝郁气血不行，不能通于面则面青，不能达于四肢则肢冷；气机不畅，郁于中脘，不通则痛故脘腹胀满，暴痛；矢气则气机稍通，故痛减。舌脉均为肝郁气滞之象。故治宜疏肝理气。方选四逆散加味。方中柴胡既可疏解肝郁，又可升清阳达于头面四肢，用为君药；芍药养血敛阴，合柴胡一升一敛，使气机透解而不伤阴；佐以枳实行气散结，以增强疏畅气机之效；炙甘草缓急和中，调和诸药；加木香、砂仁温中行气止痛，陈皮、白术理气健脾。

案③　梁某，男，29岁，2018年7月15日初诊。

主诉：时有脘腹痛不适1个月余。

病史：患者自诉1个月以来时有脘腹痛不适，多于精神紧张时发生，伴心烦易怒，舌尖边红，苔薄白，脉细滑。既往有慢性乙型肝炎病史4年余。

中医诊断：腹痛。

辨证：肝热犯脾。

西医诊断：慢性乙型肝炎。

处方：浙贝母 10g、青皮 10g、陈皮 10g、丹皮 10g、炒栀子 10g、泽泻 10g、白芍 30g、延胡索 12g、连翘 15g、焦三仙各 15g、香附 10g、炙甘草 6g、佛手 10g、郁金 10g。7 剂，水煎日服 3 次。

二诊（7 月 21 日）：昨日进食不易消化物后曾剧痛 1 次，守上方加炒白术 12g、茯苓 15g、砂仁 6g。7 剂，水煎日服 3 次。

三诊（7 月 28 日）：腹痛未作，守上方加合欢花 15g。7 剂，水煎日服 3 次。

后诉腹痛一直未作。

按语：本案属肝热犯脾腹痛。方选化肝煎加减。方中重用贝母，开郁散结，《本草纲目拾遗》浙贝母条下云："张景岳云：味大苦性寒，阴也，降也，乃手太阴少阳、足阳明厥阴之药……最降痰气，善开郁结，止疼痛，消胀满，清肝火。"用青皮、陈皮、香附、佛手、延胡索、郁金疏肝行气止痛；重用白芍以养肝柔肝，顾肝之体，丹皮、栀子清肝之火，焦三仙、连翘消积清热。二诊时，因食复，则于原法基础上加强健脾和胃之力。三诊时加一疏肝解郁之合欢花，源流兼顾，故而取效。

九、胃痞

胃痞，又称痞满，是指以自觉心下痞塞，触之无形，按之柔软，压之无痛为主要症状的病证。临床主要表现为上腹胀满不舒，如延及中下腹部则称为脘腹胀满。

（一）治疗原则

周老认为，胃痞的病因不外乎外邪侵袭、情志所伤、饮食不节、劳逸失度等，病机为脾胃功能失调，升降失司，气机不畅，胃气壅滞。现代人生活压力较大，情志致病在诸多病因中尤为突出，长期焦虑、情志抑郁易导致气郁伤肝，肝失疏泄，气机升降失常，横犯脾胃，脾胃气机失调而出现痞满。肝郁日久，郁而化火，可致肝胃郁热，日久则胃阴亏虚；脾不升清，胃不降浊，清浊不分，水湿不化，湿邪困脾，日久损伤脾阳，出现呕恶、腹泻等症状。故周老认为，胃痞病位在脾、胃，与肝密切相关。

周老在临证中发现，胃痞患者以肝郁、脾虚、胃热证为多见，治疗应以疏肝、健脾、清胃为基础，随证论治。

（二）医案

案①　邓某，男，54岁。初诊时间：2017年3月9日。

主诉：腹胀2个月余。

病史：患者诉2个月余前无明显诱因出现腹胀不适，进食后加重，嗳气或矢气后可缓解，不思饮食，倦怠乏力，大便溏，心烦难以入眠。舌淡，苔腻，脉弦滑。既往有慢性乙型肝炎病史20余年。

诊断：胃痞。

辨证：脾胃气虚。

治法：健脾益气，燥湿化痰。

方用：六君子汤加减。

处方:黄芪 20g、太子参 20g、白术 20g、茯苓 20g、法半夏 30g、厚朴 20g、紫苏梗 15g、藿香 15g、瓜蒌皮 10g、酸枣仁 30g、川芎 20g、夜交藤 50g、甘草 6g。10 剂,每日 1 剂,水煎,分两次温服。

按语:患者有多年的慢性乙型肝炎病史,脾虚饮食难以运化,中气痞塞而引致胃痞,脾主运化,脾失健运则不能运化水谷精微,水反为湿邪,则滞便溏。以六君子汤健脾益气,燥湿化痰,佐以黄芪益气,厚朴燥湿消痰,下气除满,紫苏梗、瓜蒌皮理气宽中,藿香化湿醒脾,川芎行气活血,酸枣仁、夜交藤养心安神,甘草调和诸药。脾胃健,气机升降有常,则腹胀得消。

案②　李某,女,46 岁,2019 年 6 月 13 日初诊。

主诉:反复上腹部胀闷不舒 1 年余。

刻诊:上腹部胀闷不舒,食后加重,疲倦乏力,肢软,少气,排便不畅,舌淡红,边有齿痕,苔白稍腻,脉弦细。患者平素情志抑郁,喜静,纳食欠佳,睡眠较差,尤其夜间入睡困难。

既往有慢性乙型肝炎病史 20 余年。胃镜提示:慢性非萎缩性胃炎。

中医诊断:痞满。

辨证:脾虚气滞。

治则:健脾理气,宽中除满。

方用:六君子汤加减。

处方:太子参 15g、茯苓 20g、麸炒白术 15g、陈皮 10g、法半夏 9g、炙甘草 6g、厚朴 15g、枳实 15g、炒莱菔子 20g、柴胡 15g、香附 10g、酸枣仁 15g。6 剂,水煎,每日 1 剂,分早晚 2 次服用。

嘱患者规律饮食,保持心情舒畅。

二诊(2019 年 6 月 20 日):患者述其腹胀较前明显缓解,睡眠改善,大便每日 1 次,排便顺畅,纳食较少。原方去酸枣仁,加炒麦芽 10g、炒神曲 12g、焦山楂 15g。8 剂,水煎,每日 1 剂,分早晚 2 次服用。

三诊(2019 年 6 月 29 日):患者自述诸症缓解,继续以上方巩固治疗 8 天。

1 个月后随访,患者述以上症状未发作。

按语:本案患者反复上腹部胀闷不舒 1 年余,病程较长。综合患者临床症状、舌苔、脉象,该病可归于中医"痞满"范畴,证属脾虚气滞。痞满的发生常与饮食、情志等因素相关,本案患者长期饮食不节,久之伤及脾胃,气机升降失常,脾胃虚弱,纳运失司,气滞湿阻,故见上腹部胀闷不舒,脾虚不能运化水谷，故见食后腹胀，纳食欠佳；脾虚不运，水谷不化，脾不升清，精微不布，脏腑形体、官窍失于濡养，故见疲乏肢软；脾不运化，水谷内停，传导不利故大便排解不畅。周老临证强调辨疾病虚实寒热，标本缓急，辨清病位，如《证治辑要》言："凡能食，而食之不化者，乃胃不病而脾病也，治当补脾……凡不能食，食之反安然者，乃胃病而非脾病。"本案患者有脾胃虚弱之证，以脾气虚为主，故以六君子汤加减治疗。方中太子参、白术、茯苓、甘草益气健脾；半夏、陈皮燥湿化痰，和胃降逆，既除中焦之湿，又防滋腻碍脾，使补而不滞；厚朴行气消积，燥湿除满，枳实消积破气化痰；莱菔子消食除胀、降气化痰；柴胡、香附疏肝解郁，调畅气机；酸枣仁养心益肝，宁心安神。方药对症、则诸症自解。

十、泄泻

　　泄泻是以排便次数增多,粪便稀薄,或泻如水样为主症的一类病证。慢性肝病相关性泄泻是指在肝病发展的各个阶段,如慢性肝炎、肝硬化等肝病的基础上伴见的泄泻,是众多肝病尤其是肝硬化失代偿期中较常见的并发症,发病风险高,且易反复出现。

(一)治疗原则

　　周老认为,慢性肝炎相关性泄泻病位在肠,起病之源在肝,受病之脏在脾。治疗当辨肝气疏泄太过或不及,针对肝气疏泄太过,肝旺乘脾引起之泄泻,治疗以柔肝敛肝、健脾祛湿为法,方选逍遥散合痛泻要方加减。以柴胡疏肝,当归、白芍养血柔肝,敛肝以制肝旺;茯苓甘淡健脾渗湿;白术燥湿运脾;陈皮理气燥湿健脾。泄泻时肠道蠕动加快,如风似动,配伍防风祛风散湿、疏肝郁、升脾气。逍遥散与痛泻要方合用,敛阴配合辛散,疏肝配合健脾,抑木扶土,柔肝健脾,祛湿止泻。针对肝气疏泄不及,木不疏土所致之泄泻,周老常言临证时此型应忌用敛肝之品,如熟地黄、鳖甲等收敛滋腻之物,治宜疏肝理气,健脾止泻,疏肝畅肝,助肝之用,方选柴胡疏肝散、参苓白术散及理中汤合方加减以疏肝理气,健脾渗湿止泻。柴胡疏肝散以入肝经、理气之药为主,实为疏肝之首方。临证若见湿盛尤甚,表现出大便稀溏,肛门下坠,有便后不尽感,身体困倦,舌质淡胖,苔白厚腻,脉滑等症时,周老常酌加藿香、佩兰、白豆蔻、薏苡仁等芳香化湿、温中、升清利湿之品,湿去尤速。

　　肝硬化主要由乙型肝炎病毒感染、酒精等所致的肝脏炎症缓慢发展而来,是一种进行性慢性肝病,临床以门静脉高压和肝功能减退为特征,在肝功能代偿阶段,大部分患者无症状或症状较轻,部分患者可有腹部不适、乏力、食欲减退、消化不良和腹泻等症状。《医林改错》有云:"泻肚日久,百方不效,是总提瘀血过多。"瘀血阻滞,气机壅塞,清阳不升,浊阴不降,清浊混杂而下遂成泄泻。

在治疗上，周老主张以活血化瘀、健脾祛湿为基本治则。活血宜温通，忌寒凉，慎破血逐瘀，临证常以丹参、郁金、川芎，活血与养血并举，养血与行血并施，润燥相济，祛瘀不伤血，养血不致瘀，与辛香走窜之土鳖虫同用，可通透络脉，直达病所。气为血之帅，血的运行和瘀血的祛除均赖气机畅达，在益气化瘀的同时少加理气之品，如厚朴、枳壳、佛手等，使补气而不壅滞。脾虚湿盛为泄泻的根本，健脾祛湿宜贯穿肝病相关性泄泻治疗的始终，多用茯苓、苍术、炒白术、炒山药、炒扁豆、炒薏苡仁等。临证时，周老常配伍柴胡、升麻两味，寓有升陷汤、补中益气汤之益气升阳举陷之意。脾胃润燥相济，升降相因，胃中积滞不消，则脾气难升，适当配伍鸡内金、炒神曲、炒麦芽等，胃和积消，脾运更健。益气化瘀，软坚通络，健脾祛湿，升阳消积，诸法同用，瘀消湿去而泄泻自止。

肝硬化腹水属中医学"癥积""臌胀""虚损"等范畴。其主要病机为久病肝脾肾三脏功能失调，气、血、水相互搏结，停聚腹中。周老认为肝硬化腹水相关性泄泻，治疗应着重于阴水与泄泻的关系，重在利水，故多在藿香正气散的基础上配伍五苓散温阳化气，利水渗湿，加人参补脾益气，增强利水之效。久病及肾，脾肾阳气亏虚者，周老常用四神丸加减，若久泻不止，可酌加收涩之品，但涩肠不宜清凉，可用炙罂粟壳、乌梅炭、煨诃子等以平收平涩。

（二）医案

案①　王某，女，33岁，2018年1月18日初诊。

主诉：腹泻2个月余。

现病史：既往有慢性乙型肝炎病史6年余。患者诉近2个月来无明显诱因出现餐后肠鸣腹泻，为稀水样便，3～4次每日，便时伴腹痛，泻后腹痛得以减轻，口干口苦，纳寐可。舌质红，苔薄腻，脉弦滑。

诊断：泄泻。

辨证：肝脾不和。

治则：疏肝健脾。

方用：痛泻要方加减。

处方：白术15g、白芍15g、陈皮10g、防风10g、茯苓15g、柴胡15g、木香10g、苍术10g、山药15g、金樱子10g、诃子肉10g、肉豆蔻10g、薏苡仁

30g、甘草6g。7剂,每日1剂,水煎服。

二诊:大便成形,2次每日,上方去金樱子、诃子肉、肉豆蔻,继服7剂。

三诊:大便正常,予痛泻要方原方15剂巩固疗效。

按语:本证患者因肝失疏泄,木旺乘土,致脾失健运,湿浊流注,脾失健运日久,又可致气滞湿阻,从而导致肝失疏泄,故治应以疏肝、健脾两者并重,方中以"痛泻要方"为基础方,一以条达肝气,二以升运脾气。加以苍术、薏苡仁健脾燥湿,山药健脾益气,木香醒脾除湿,再佐以柴胡疏肝理气,金樱子、诃子肉、肉豆蔻涩肠止泻。周老认为治疗泄泻,收涩药应中病即止,不可一味固涩,以免影响大肠正常生理功能,故二诊去金樱子、诃子肉、肉豆蔻收涩之药。三诊患者病症好转,予痛泻要方原方继续加强疏肝健脾之功。

案②　何某,男,60岁,2016年11月28日就诊。

主诉:反复泄泻2周。

病史:患者2周前无明显诱因出现腹泻,予止泻药(具体不详)口服,效果欠佳。既往有乙型肝炎病史30余年,于2015年诊断乙型肝炎后肝硬化。

刻诊:大便稀溏,面色萎黄,倦怠乏力,纳少,舌苔白腻,脉濡细。

诊断:泄泻。

辨证:脾虚夹湿。

治法:健脾渗湿止泻。

方用:参苓白术散加减。

处方:太子参20g、白术20g、茯苓20g、山药15g、薏苡仁15g、藿香10g、佩兰10g、紫苏叶20g、陈皮10g、枳壳10g、甘草6g。7剂,每日1剂,水煎服,分两次温服。

按语:古云"无湿不成泻",脾喜燥恶湿,患者症见大便稀溏,面色萎黄,倦怠乏力,纳少,舌苔白腻,脉濡细,乃脾虚失于健运、湿邪内生所致,治宜健脾渗湿止泻,方选参苓白术散。方中太子参、白术、茯苓补气健脾渗湿,山药、薏苡仁健脾渗湿,添藿香、佩兰化湿和中,紫苏叶、陈皮、枳壳行气化湿,诸药合用,补其虚,除其湿,则诸症自除。

案③　许某,男,54岁,初诊时间:2017年3月21日。

主诉:大便次数增多1个月余。

病史：患者诉1个月余来无明显诱因出现大便次数增多，日行3～5次，便质稀烂不成形，平素畏寒怕冷，无水样便，无恶心呕吐，无腹胀腹痛，睡未起时即有便感。舌淡，苔白，脉细。既往有丙型肝炎病史20余年。

诊断：泄泻。

辨证：肾阳虚衰。

治法：温阳止泻。

方用：四神丸加减。

处方：补骨脂15g、吴茱萸15g、肉豆蔻15g、五味子10g、牛膝15g、乌药15g、乌梅10g、肉桂10g、山药15g、杜仲10g、黄芪20g、白术20g、党参20g、柴胡15g、干姜10g、甘草6g。7剂，每日1剂，水煎服。

二诊：大便日2～3次，便质成形，予上方去五味子、乌梅、肉桂，加淫羊藿、苍术、茯苓各15g，继服7剂。

三诊：大便每日1次。予上方继服7剂巩固疗效。

按语：本证患者因肾阳虚衰，不能温煦脾脏，中阳不健，水谷不化，故为泄泻。方选四神丸温肾健脾，固肠止泻。加入牛膝、杜仲补益肝肾，乌药温肾散寒，乌梅涩肠止泻，肉桂补火助阳，《景岳全书·泄泻》曰"泄泻之本，无不由于脾胃"，故方中佐以山药平补脾肾，白术健脾燥湿，党参补气健脾，黄芪、柴胡升举阳气，甘草补脾益气、调和诸药。老年泄泻多以虚证为主，宜以平补为主，不宜一味固涩，故二诊去五味子、乌梅、肉桂收涩大热之品，加淫羊藿补肾壮阳，苍术、茯苓健脾燥湿。肾阳充足，脾脏得以温煦，水湿得以运化，故大便正常。三诊继予原方巩固疗效，泄泻痊愈。

十一、便秘

便秘常见的症状有排便困难或费力、排便不畅、便次太少、粪便干结且量少，排便时间延长、便后不尽感等。便秘既是一种独立的疾病，也是一个在多种急慢性疾病过程中经常出现的症状。

（一）治疗原则

便秘的病位在大肠，但与脾、胃、肺、肝、肾密切相关。便秘多因大肠积热、气滞、寒凝、阴阳气血亏虚等多种因素所致。周老认为，临床上情志作为便秘的致病因素十分突显，肝主疏泄，主一身之气，协调五脏气机升降。肝气郁结是便秘的重要病机之一，疏肝理气是治疗便秘不可或缺之法。因肝之疏泄功能是以藏血功能为前提的，只有充分的血量贮备，疏泄功能才能正常发挥。如肝血不足或瘀血内停，皆能影响"肝用"，加上血少失于濡养，肠道干涩，故发生便秘，治疗上则以养肝血为要。

肝气左升，肺气右降，脾胃居中焦为气机升降之枢，一气周流，在脏腑气机中起主导作用。关于便秘的治疗，周老以调理气机、养血润燥、益气健脾等为主，同时兼顾脏腑，益气养血、润肠通便，补、润、通三法兼施，从而取得协调平衡，大肠传导之功能恢复，便秘自愈。

（二）医案

案①　梁某，女，67 岁。初诊时间：2018 年 12 月 10 日。

主诉：大便难解 2 个月余。

病史：患者自诉 2 个月余前开始出现大便难解，腹部胀满不适。既往于 2014 年诊断乙型肝炎后肝硬化。

刻诊：大便难解，4～5 日一解，大便干结，稍胸闷，腹部胀满不适，口干，失眠，心烦，舌红少津，脉弦。

诊断：便秘。

治法：行气通便。

处方：决明子 20g、莱菔子 20g、乌药 10g、枳壳 15g、甘草 6g、太子参 20g、白术 50g、莪术 15g、百合 15g、酸枣仁 30g。7 剂，水煎服，每日 1 剂。

药后患者已愈。

按语：周老认为此方适用于治疗年高体弱，胃肠蠕动慢，大便干结不通，呈羊屎状，常七八日一行，且伴有肾阴不足，气血亏虚者。便秘虽有虚秘、实秘两大类，但就临床所见，中老年人之功能性便秘，以虚证为多，或虚实夹杂证多见。择药不能动辄芒硝、大黄、番泻叶等苦寒攻下之品。临床治疗便秘，应辨证求因，并重视气机升降对大肠传导的作用，治疗以调畅气机，益阴养血润燥通便为要。患者因便秘而感到心烦，故方中用一味百合，既可以除烦，又可以润肠通便，故尤为巧妙。患者便秘实属气机不畅，故方中用枳壳、莪术、乌药，使气机得以通畅，故"气机得通，津液得下，胃气因和"，法于仲景师训。决明子、莱菔子润肠通便；太子参益气健脾；酸枣仁益阴养心安神。全方共奏益阴养血、润肠通便之功。另外，对于脾胃气虚者，常重用生白术，用量一般在 50g 左右，临床观察表明：生白术润而不燥，重用之能润肠通便，缓解患者排便困难。

案②　尹某，女，55 岁。2017 年 9 月 15 日初诊。

主诉：便秘 4 年余。

现病史：患者自诉 4 年前开始出现便秘，4～5 日一行，曾自服芦荟珍珠胶囊，未见明显缓解，为求进一步诊治，前来就诊。既往有慢性乙型肝炎病史 20 余年。

刻诊：便秘，4～5 日一行，伴腰膝酸软，纳寐可，小便正常，舌暗，苔薄，脉沉数。

诊断：便秘。

治法：滋阴补肾，润肠通便。

方用：六味地黄丸加减。

处方：泽泻 10g、当归 15g、生地 15g、山药 15g、丹皮 10g、制何首乌 20g、枸杞子 20g、玄参 15g、火麻仁 10g、柏子仁 10g、甘草 6g。7 剂，每日 1 剂，水煎服，分早晚两次服用。

二诊：便秘缓解，2 日一次，饮食、睡眠尚可。守 7 剂巩固疗效。

按语：患者腰膝酸软，加之舌暗，苔薄，脉沉数，当属肾虚无疑。本案病机为肾精不足，肠失濡润，治宜滋阴补肾，润肠通便，方由六味地黄丸加减而成。方中生地、山药滋阴补肾,去茯苓不用,防其利小便而实大便;制何首乌滋阴补肾,更有养血润肠之效,枸杞子补肾益精养血,玄参生津润燥,火麻仁、柏子仁润肠通便,当归质润养血,更具润肠通便之功。二诊患者便秘缓解,可隔日一行,故效不更方,续服7剂巩固疗效。

案③　付某,女,40岁,初诊时间:2019年6月14日。

主诉:大便未解4日。

病史:患者自诉4天前开始出现大便未解,胃脘部隐痛,绵绵不休,伴口干舌燥。既往有慢性乙型肝炎病史10余年。

刻诊:面部浮肿,面色萎黄,胃脘部隐痛,喜温喜按,唇色不荣,脉沉涩,舌苔白而干。

诊断:便秘。

辨证:脾虚失运。

治法:温中健脾。

方用:理中汤加减。

处方:党参20g、白术20g、干姜10g、炙甘草6g。3剂,每日1剂,水煎温服。

二诊:患者大便已通,胃脘部疼痛消失,面部浮肿稍减。嘱患者服用金匮肾气丸温肾助阳以助脾土。

按语:患者虽口燥便秘,但结合患者体征及脉象,为脾虚中阳不振,运化失司,水津不布。津液不上输,故口燥舌干;不下行,故大便秘。是太阴里虚寒,而非阳明里实热证。从患者以往病史及当前面色、脉象可知,其痛绵绵不休,腹无硬结,不拒按,是虚痛。故用理中汤温中健脾,使脾阳振奋,津液得行,所有症状即可解除。复诊时大便已通,口舌转润,胃脘痛随之而减,遂予金匮肾气丸以善其后。周老认为本例口燥便秘而用理中汤,是"塞因塞用"。诊断关键在于分析病因、病情,辨别属寒属热、属虚属实。属虚寒者,才可用本方;属实热者,即当考虑用承气汤。所谓"差之毫厘,失之千里",辨证论治岂容疏忽。

十二、噎膈

噎膈，是吞咽食物哽噎不顺，饮食难下或纳而复出的意思，它和反胃不同，反胃是食入一段时间后，又复吐出，如朝食暮吐，暮食朝吐，而噎膈是食不得入，或食入之后又即时吐出。

（一）治疗原则

周老认为噎膈的发生多与情志失调、肝郁气滞相关，与肝、脾、肾密不可分。治疗噎膈重在疏肝解郁，化痰散结，和胃降逆，佐以润燥。古人称噎膈病为神思间病。神思间病，就是思想有压力，有顾虑，不痛快的意思。因此，劝导病人放下思想包袱，也是非常重要的。

（二）医案

案①　黄某，60岁，2015年5月6日初诊。

主诉：吞咽困难1年余。

病史：既往有慢性乙型肝炎病史30年余。患者自诉1年余前与媳妇大吵一架后时感吞咽不畅，于情志不畅时加重。行胃镜检查未见异常。曾服用过半夏厚朴汤、逍遥散及柴胡疏肝散等中药，效果不佳。

刻诊：吞咽不畅，脘腹胀满，纳差，头晕，微微自汗出，饭后易干呕，寐差，舌淡，苔薄白，脉缓。

诊断：噎膈。

辨证：阴阳失调，胃气不利。

治法：调和阴阳，行气和胃。

方用：桂枝汤加减。

处方：桂枝10g、白芍10g、生姜10g、大枣20g、炙甘草6g、川楝子10g、乌药10g、夜交藤60g。7剂，每日1剂，水煎服，分两次温服。

患者诉服用5剂后症状好转，失眠质量变好，服用7剂后诸症皆消。

守方14剂,嘱继续服用,以巩固疗效。

按语:患者吞咽不畅伴干呕,病本在于阴阳失调,气机不利,由胃气本虚,又加情志所伤形成,用桂枝汤调和阴阳,舒展脾胃气机,可谓抓住了疾病的关键。用夜交藤60g意在安神。

案②　陈某,男,79岁,2016年7月8日初诊。

主诉:咽下困难8个月。

病史:既往有慢性乙型肝炎病史40年余。患者诉近8个月心情抑郁,不欲食,大便干燥,渐至进食有时作噎,咽下困难。现只能进半流质食物,硬食已有2个月不能进。平素嗜酒。

刻诊:胸闷胀微痛,饭后尤甚,有时吐白黏沫,口干,不思饮,大便干燥,四五日一行,夜寐多梦,精神委顿。舌苔白而燥,脉沉涩。

辨证:阴亏气滞。

治法:顺气开郁,养阴润燥。

处方:薤白10g、桃仁6g、代赭石15g、旋覆花6g(包煎)、全瓜蒌18g、杏仁6g、半夏10g、炒枳实6g、火麻仁15g、当归12g、怀牛膝10g、茜草根10g、川郁金10g、广陈皮6g、天冬6g。

二诊:前方服3剂,诸症如前,胸闷略畅,大便仍燥。前方加皂角子10g,再服5剂。

三诊:服药5剂,自觉诸症有所减轻,能稍进馒头类食物,大便仍微干,二日一行,身倦少力。

处方:薤白10g、瓜蒌25g、代赭石12g、旋覆花6g(包煎)、炒皂角子10g(包煎)、炒枳实6g、茜草根10g、怀牛膝10g、桃仁6g、杏仁6g、郁李仁6g、火麻仁18g、川郁金10g、当归12g。

按语:综观脉证,是属噎膈。周老治疗此病常用调气润养法,以旋覆代赭汤、瓜蒌薤白半夏汤加减为主,佐以杏仁、当归滑润之药,天冬滋阴养津,郁金、枳实、茜草根、陈皮等开郁顺气。

十三、痤疮

痤疮是青春期常见的一种毛囊、皮脂腺慢性炎症。本病好发于发育期青年男女面部及胸背等处,日久或色素沉着,或形成多种皮损。中医学称本病为粉刺,乃肺经风热,熏蒸颜面,或恣食膏粱厚味,肠胃湿热,蕴结肌肤所致。

(一)治疗原则

周老临证中发现慢性肝病患者(尤其发育期青年)常伴反复发作性痤疮,且与慢性肝病的病程变化呈正相关,肌肤痤疮发作时患者的血清酶学指标亦随之明显升高。

慢性乙型肝炎患者常见面部痤疮明显,此起彼伏,口苦(干)且黏,不欲饮水,或饮水不多,纳食不馨,大便干结,或溏垢不调,舌暗红、苔黄(白)厚腻,脉弦滑。因乙型肝炎病毒侵犯人体,影响肝胆疏泄功能,壅遏脾胃运化,酿生痰湿,滞留体内,缠绵胶结,而致病程缠绵不愈。治以清利湿热解毒为大法,组方仿承气汤、泻心汤之意灵活加减化裁。对于大黄的纳入不必以痞、满、燥、实等兼见为原则,见有一分热毒之象则为必用之品。药后体实不应者,逐加其量,或改用生品,以提供热毒外泄之途。

慢性肝病患者久病或机体损伤阶段,正气亏虚,脏腑功能失常,抗邪无力,疫毒湿热乘虚侵袭机体,进一步扰乱机体的生理功能。故正气亏损,脏腑功能失调为其发病的内因。因病邪直入营血,与血搏结,蛰伏血分,或形成瘀血,或毒瘀胶结,而致缠绵难愈。因此,血热血瘀证为常见证之一,且贯穿病程始终。在治疗过程中患者血分热毒炽盛之时正值病情加剧,"直须凉血散血",故可重用凉血解毒之品,以犀角地黄汤加减。

(二)医案

案① 李某,男,30 岁,2019 年 9 月 21 日初诊。
主诉:面部痤疮明显 1 个月余。
病史:症见面部痤疮,散布面颊、前额,胁肋不舒时作,纳差,晨起口苦口黏,大便隔天 1 次,质偏干,舌暗红、苔黄厚腻,脉弦滑。既往有慢性乙型肝炎病史 5 年。

辨证:湿热蕴毒。

治法:清热解毒,通腑泻火。

处方:制大黄 5g、黄连 5g、厚朴 6g、枳实 10g、法半夏 10g、炒黄芩 10g、紫苏梗 10g、白花蛇舌草 30g、虎杖 30g、垂盆草 30g、藿香 12g、佩兰 12g。水煎服,每日 1 剂。

服 7 剂后,大便得以畅行,但仍隔天 1 次,纳食渐增,痤疮稍减,胁痛隐隐。效不更法,加大通腑祛毒之品,并佐入活血药。原方去紫苏梗,制大黄改用 8g,加紫草、赤芍各 15g,牡丹皮 12g。继服 2 周,面部痤疮已平,诸症亦明显改善,继循原方加减。面部痤疮也未见反复,嘱其注意调摄饮食,戒烟酒辛辣,继服调肝药以巩固疗效。

按语:本病病机关键在于湿热蕴毒,湿热之邪久蕴,壅遏脾胃运化,脾胃同处中焦,中焦如沤,湿热熏蒸,内蕴肠腑,浊气不通,肺与大肠相表里,外发肌肤而为痤疮,故治以清热利湿解毒为主,清化湿热,解毒透邪,选用大黄、枳实、虎杖、黄芩等清化湿热药,使邪从三焦分利。

案②　孙某,女,26 岁。

主诉:面部痤疮明显半月余。

病史:面部痤疮明显半月,胁痛时作,痛处固定,齿时有衄血,口干欲饮,舌红、苔薄,脉细弦。既往有慢性乙型肝炎病史 5 年。

辨证:热毒瘀结。

治法:凉血解毒。

处方:生地黄 12g、焦栀子 12g、牡丹皮 12g、泽兰 12g、泽泻 12g、茵陈 15g、茜草 15g、赤芍 15g、柴胡 6g、陈皮 6g、姜黄 10g。7 剂,每日 1 剂,水煎服。

服药后齿衄已愈,口干不显,面部痤疮减而未愈,唯近日夜寐欠佳,时心烦,舌红、苔薄,脉细数。原方去茜草,加夏枯草 15g,酸枣仁 10g,继服 14 剂。已无明显不适,面部光洁,再用原法调整 1 个月而愈。

按语:病机关键在于热毒瘀结,热毒直入营血,血热搏结,阻遏气机,肺通百脉而为气之主,肺气壅滞,脉络瘀阻,发为痤疮。治法以凉血解毒化瘀为主,并注意凉血与散瘀有机配合,以清解血分之热毒,消散血分之瘀滞,药选牡丹皮、丹参、赤芍、连翘等凉血解毒、活血通络双重作用的中药。在诊治过程中灵活地结合西医辨病明确诊断,中医辨证以遣方用药,这是中医传统辨证论治和灵活组方优势的具体体现。

32